DE L'HOMME
ET
DE LA FEMME,
Considérés physiquement
DANS L'ÉTAT DU MARIAGE.

*Par M. de L***, Chirurgien.*

Avec Figures en taille - douce.

PREMIERE PARTIE.

Prix, 6 l. relié.

A LILLE,

Chez J.B. HENRY, Imprimeur-Libraire.

M. DCC. LXXII.

Avec Approbation & Privilége du Roi.

AVERTISSEMENT.

CET Ouvrage a été fait dans l'espérance qu'il sera utile. On s'est étonné que l'objet qu'il embrasse, quoique déjà traité par un Médecin, n'ait pas encore été offert d'une manière satisfaisante. En effet, ceux qui avec quelque connoissance lisent le livre de VENETTE (*a*), regardent son ouvrage comme éclairant le Lecteur sur quelques points, mais aussi lui donnant des notions fausses sur beaucoup d'autres. On peut dire que c'est moins la faute de l'Auteur, que celles du temps où il vivoit, parce que les nouvelles observations faites par d'habiles

---

(*a*) *La génération de l'homme, ou tableau de l'Amour conjugal, considéré dans l'état du mariage*, par M. NICOLAS VENETTE, Docteur en Médecine.

Médecins de nos jours ont détruit plusieurs principes sur lesquels VENETTE appuyoit sa théorie.

CET Auteur a placé dans son ouvrage plusieurs faits reconnus aujourd'hui pour fabuleux, & qui néanmoins peuvent avoir des suites fâcheuses, lorsqu'ils sont exposés aux yeux des hommes peu instruits.

En parcourant son livre avec attention, il est aisé de se convaincre de la futilité de plusieurs questions qu'il a examinées très-sérieusement.

ON a donc cru rendre quelque service aux hommes de tous les âges en leur offrant un traité fait dans les mêmes vues, mais présenté différemment. Afin que l'on puisse juger de la forme de ce nouvel ouvrage, on expose ici la marche que l'on a suivie, & les motifs qui y ont déterminé l'Auteur. Ce n'est pas sans doute une petite difficulté que de porter un œil curieux dans la couche nuptiale, & d'en décrire les secrets sans offenser les oreilles chastes. On a fait tout ce qui a été possible pour rendre cet ouvrage utile & décent.

Après l'Introduction, dans laquelle on démontre la nécessité, vu les circonstances actuelles, d'un ouvrage sur le physique de l'Amour, on fait l'histoire des *Tempéramens.* La plupart des hommes n'ont que des notions fausses sur leur constitution : pouvoit-on mieux commencer l'ouvrage que par un examen scrupuleux à l'aide duquel chaque individu sache apprécier ses facultés physiques relativement au mariage ?

Le IIe. Chapitre, contient des

réflexions sur le tempérament, relatives au célibat. Il peut être regardé comme une suite du premier. En les réunissant, chaque
homme saura s'il doit prendre une
épouse, ou si sa constitution l'é-
carte des plaisirs du Mariage.

Il étoit nécessaire que ces deux
Chapitres fussent suivis de ceux
dans lesquels on examine les remèdes que l'on croit capables de dompter l'Amour, & les moyens qui, au
contraire, excitent cette passion.
On avoit à combattre des préjugés
accrédités de tout temps, & auxquels Venette avoit donné un
nouveau poids dans son ouvrage.

On s'est étendu dans le IIIe. Chapitre, sur les *narcotiques*, l'*agnus-
castus*, le *nénuphar*, le *camphre*, le
nitre, que l'on a donnés comme
capables d'anéantir, dans les hom-

mes, jusqu'au sentiment de l'A-
mour.

DANS le IVe. on examine le
scinc marin, le *satyrion*, le *borax*,
les *mouches cantharides*, l'*opium*,
& enfin les substances que l'on croit
capables d'exciter vivement l'homme au physique de l'Amour, &
que l'on a nommées *aphrodisiaques*.
C'est d'après les observations des
plus célèbres Médecins qu'on a
parlé de ces substances, & qu'on
a démontré les effets funestes qu'elles peuvent produire.

AU Chapitre V^e. on traite de
l'*Impuissance*. On y entre dans le
détail de ce qui peut la causer,
& on indique les moyens qui peuvent la guérir, lorsqu'elle en est
susceptible. Ce Chapitre est intéressant par l'énumération des différentes causes qui peuvent rendre

l'homme impuissant, & par des observations singulières sur cette maladie.

Le *Congrès*, devoit suivre naturellement l'impuissance ; c'est la
matière du VIe. Chapitre. On y
donne l'histoire de cette singulière
coutume, & les moyens dont on
s'est servi pour l'abolir.

La *Stérilité* fait l'objet du VIIe.
& dernier Chapitre de la première
Partie. On a appliqué cette maladie aux deux sexes, parce qu'en
effet, l'homme sans être impuissant, peut être stérile. En considé-
rant cette maladie sous ce nouveau
point de vue, on a eu occasion
de s'étendre sur tout ce qui pouvoit la produire, & sur les moyens
indiqués par les plus célèbres Médecins pour parvenir à féconder
l'union des sexes. On a même pro-

posé quelques moyens qui avoient échappé aux recherches des hommes qui jusqu'à présent ont traité cet objet. On n'a pas négligé les observations des maîtres de l'art, relatives aux objets de ce Chapitre.

On peut dire que les détails contenus dans le premier volume, sont l'histoire de l'Amour dans la société. Les différens *tempéramens*, les *aphrodisiaques*, les *anti-aphrodisiaques*, l'*impuissance*, la *stérilité*, ne sont pas dans la Nature. C'est à la seconde partie que commence l'histoire de l'Amour proprement dit.

Le premier Chapitre traite du *Mariage*, (il ne seroit p as difficile de démontrer, par l'exemple même de beaucoup d'animaux, que l'union du mâle & de la femelle, pendant un certain temps, eſt dans la Nature.)

Dans le ſecond Chapitre, on expoſe les *Coutumes de quelques Nations dans la cérémonie du mariage.*

Le IIIe. Chapitre a pour objet les *Influences du mariage ſur la ſanté.* Après avoir établi dans le premier chapitre les douceurs qui réſultent de l'union des cœurs, on expoſe dans celui-ci combien l'union des ſexes influe ſur la ſanté, ſoit en bien, ſoit en mal. Des obſervations curieuſes prouvent, que des hommes modérés dans leurs plaiſirs y ont trouvé des remèdes à leurs indiſpoſitions, tandis que d'autres, en ſe livrant trop à la volupté, en ont été les victimes.

Les Chapitres IVe. & V^e. traitent *des Parties qui dans les Sexes ſervent à la Génération.* Les détails anatomiques étoient absolument néceffaires pour mettre le lecteur à portée d'entendre ce que l'on doit dire de la puberté, de la génération, des hermaphrodites, &c.

LA *Puberté* eft le fujet du VIe. Chapitre. On ne pouvoit la traiter qu'après les détails anatomiques, parce que ce font eux qui conduifent l'œil de l'obfervateur dans le labyrinthe des opérations de la Nature.

LA *liqueur Séminale* dans les hommes, & le *flux périodique* dans les femmes, font deux fignes qui annoncent la puberté, On eft entré dans des détails fur ces deux objets, qui font la matière du VIIe. Chapitre, parce qu'ils peuvent être confidérés par leur importance, féparément des autres acceffoires qui annoncent la puberté.

La *Génération*, ce mystère que la Nature voile à nos yeux, & sur lequel on n'a que des conjectures, est traitée au VIIIe. Chapitre. Il est triste de n'avoir que des hypothèses à donner sur un objet qui intéresse tant les Physiciens ; on a exposé rapidement quelques systêmes sur la génération, & les réflexions dont on les a accompagnés feront voir le plus ou moins de confiance que l'on doit avoir en ces systêmes.

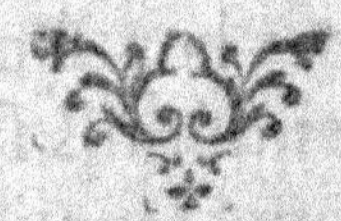

INTRODUCTION.

INTRODUCTION.

Le Plaisir est le fils de l'Amour ;
Mais c'est un fils ingrat qui fait mourir son
    père [1].

C'EST avec douleur que j'attribue au plaisir la plus grande partie des maux qui nous environnent. L'Amour qui devroit faire le bonheur des hommes, sème souvent d'épines le cours d'une vie languissante & malheureuse, parce que nous voulons que le plaisir nous accompagne sans cesse. Il n'est plus chez la plupart des hom-

______

[1] PANNARD.

mes un délaſſement de leurs travaux;
il leur devient un beſoin néceſſaire à
chaque inſtant, & en même temps un
travail au deſſus de leurs forces. C'eſt
en ſuivant pas à pas cette vérité qu'on
trouvera la cauſe ſenſible de la dégénération de l'eſpèce humaine.

La Nature a toujours les mêmes attentions pour nous. Si les hommes ne
ſont plus ce qu'ils devoient être, s'ils
ne produiſent que des avortons chétifs,
ſi l'eſpèce dégénère enfin, ne nous en
prenons qu'à nous-mêmes, à nos déréglemens, à notre intempérance. Un
homme qui s'eſt livré avec fureur &
enthouſiaſme à ce qu'on appelle la *jouiſ-*
ſance, avant l'époque marquée par la
Nature, donnera naiſſance à des enfans qui mourront preſque en naiſſant,
ou qui, s'ils parcourent une partie de
leur carrière, laiſſeront après eux des
deſcendans foibles, maladifs, plus oc-

cupés du foin de foutenir leur fragile exiftence , que de l'efpoir de laiffer une nombreufe poftérité.

Sı nous obfervons la maffe des in- dividus qui forment quelques Nations Européennes , quel fpectacle impofant ! Les campagnes offrent de toutes parts de nombreux cultivateurs , dont les bras robuftes arrachent à la terre fes produc- tions ; entaffés les uns fur les autres , une quantité innombrable de citoyens habite les grandes villes , & fon ac- tivité , foit pour le travail , foit pour le plaifir , fait un fpectacle enchanteur ; une jeuneffe courageufe & bouillante , for- mée à l'art cruel de la guerre , facrifiant fes jours pour fervir la patrie.... Voilà l'idée que prendroit d'une Nation , un homme tranfporté des déferts de l'Afri- que en Europe. Si cet homme ne fe laiffe pas féduire par les apparences , fi au premier coup d'œil il en ajoute

un second , plus réfléchi , plus philoſo-
phique , qu'appercevra t-il ? La bonne
opinion qu'il avoit priſe du peuple qu'il
examine , s'évanouira à meſure qu'il
aura ſçu décompoſer l'eſpèce pour s'attacher à l'individu. Notre obſervateur
verra dans les campagnes des hommes
que la Nature avoit fait robuſtes , mais
qui dégénèrent inſenſiblement. Ceux qui
habitent les grandes villes , ne feront
plus à ſes yeux que des êtres infortunés
ſur leſquels la Nature jette encore de
tems en temps un regard tendre qu'ils
ne veulent pas appercevoir. Il verra
ſortir de ces villes , des hommes efféminés , déjà vieux au printemps de leur
âge ; il les verra traîner ſous les dra-
paux de Mars les infirmités qu'ils doivent à l'Amour.

INTERROGEONS les Médecins ; de-
mandons-leur ce qu'ils penſent de l'état
actuel de l'eſpèce humaine , relative-

ment à fa conſtitution phyſique. Tout dépérit, répondront-ils ; une partie des hommes eſt languiſſante parce que ces hommes ſont efféminés, & qu'ils abandonnent volontairement leur tête aux vapeurs & aux maladies de l'imagination. Une autre partie eſt réellement malade, & elle ſeroit la plus à plaindre ſi ces maux n'avoient pour cauſe les déſordre du libertinage. . . . . Mais ceux qui ont le plus de droit à notre compaſſion, ce ſont les hommes infirmes qui portent la peine des fautes de leurs pères.

CETTE claſſe eſt plus nombreuſe qu'on ne l'imagine : elle comprend non ſeulement les triſtes victimes d'un mal honteux, mais auſſi ces enfans infortunés qui doivent leur naiſſance aux derniers efforts d'un tempérament épuiſé. Elle comprend encore cette claſſe immenſe, les individus malheureux, dont les

membres flétris & difformes prouvent la
lubricité de leurs pères ; cette lubricité
cruelle qui renverse les statuts de la Nature dans une fonction aussi simple que respectable, pour jouir des plaisirs de l'A-
mour dans des circonstances délicates &
sans aucun ménagement pour la postérité.

D'après cet exposé, on sentira aisément combien il est essentiel à l'homme de posséder des connoissances sur
les devoir primitifs & sacrés qu'il doit
rendre à sa patrie.

L'éducation, cet objet intéressant
qui occupe aujourd'hui tant d'hommes
éloquens, devroit s'attacher pour le
moins autant au physique qu'au moral,
& ce n'est point par l'éducation des
enfans qu'elle doit commencer, mais
par celle des pères, si je peux m'exprimer ainsi. En vain vous vous atta-
cherez à former un tempérament ro-

buste à votre fils, si vous n'y avez pensé même avant sa conception. S'il est né foible & délicat, les soins que vous vous donnerez pour le rendre un peu agreste influeront beaucoup sur sa constitution, mais ne la changeront pas entiérement. C'est à vous, hommes, qui voulez remplir les devoirs de la société, qui voulez lui être utiles en y ajoutant de nouveaux individus, c'est à vous, dis-je, à examiner si vous en êtes dignes, & vous le serez dès que vous en aurez un ardent desir. Ne vous arrêtez pas à ces éclairs de tempérament qui s'élancent avec les premiers feux de la puberté.... Jeune homme, la Nature prépare en vous des germes pour la postérité, mais ne vous hâtez pas de les faire éclorre. Imitez-la, cette Nature qui prépare de nouveaux plaisirs à vos sens; les boutons tendres & délicats qui percent l'écorce d'un arbrisseau

se montrent peu à peu : insensiblement
ils s'épanouissent , les fleurs paroissent.....
elles se flétrissent si une main sacrilége
y touche , & les fruits qui devoient leur
succéder ?.... N'y pensez plus jeune-
homme , tout est perdu.

VOUS , en qui l'habitude de jouir a
rendu le plaisir nécessaire , vous à qui
le libertinage & la débauche ont tenu
lieu de la volupté , vieillard impuissant
qui voulez encore jouir ! ne faites plus
accroire qu'une chaleur vive circule dans
vos veines ; n'épuisez pas les foibles
ressources de la pharmacie pour réveiller des sens assoupis par des jouissances
excessives & prématurées : ne consultez
pas vos desirs , mais la Nature & vos
forces ; si vous pouvez être utile à la
société , ce n'est point en lui donnant
des hommes , qui dès-le printemps de
leur âge , annonceront la vieillesse & la
décrépitude.

Qu'ON ne croie pas que je veuille bannir l'Amour du cœur de la plupart des hommes, je defirerois au contraire que tous puffent en goûter les douceurs; mais en même temps, mes vœux feroient remplis, fi en expofant le tableau des vrais plaifirs, les feuls avoués par la Nature, je pouvois faire abhorrer les débauches dangereufes dont les fuites font fi cruelles. Je gémis en jettant un coup d'œil fur cette quantité nombreufe d'hommes libres, qui outragent la fociété en gardant un célibat volontaire pour s'égarer dans un cercle de vaines fpéculations.... Mais quels regards d'indignation ne doit-on pas jetter fur les hommes qui ne reftent ifolés au milieu de la fociété, que pour n'avoir aucun frein capable de retenir leurs paffions ! Ils en font punis plus avancés en âge; mais les maux dont ils font accablés alors, vengent la Nature fans réparer fes pertes.

A v

JE me croirois heureux, fi l'ouvrage que je préfente aux hommes de tous les âges, pouvoit produire quelque bien en leur donnant des lumières que n'avoient pas befoin nos ancêtres, mais qui dans les circonftances actuelles deviennent néceffaires.

ON y verra les gradations que la Nature obferve pour amener l'enfance à la puberté ; & en confidérant les précautions qu'elle a prife pour que ce changement ne faffe pas de trop fortes impreffions fur les corps, il fera facile de conclure que la Nature ne nous a pas deftinés au Mariage dès-l'inftant que nous nous en croyons capables. Si les jeunes gens peuvent s'attacher à cette vérité, l'efpèce humaine aura fait un pas vers la perfection.

LA Religion, les Loix mêmes, nous obligent de regarder comme illicites les plaifirs que les hommes fe procurent

lorfqu'ils ne font pas autorifés par le
Mariage ; mais fans avoir befoin de ce
que la Religion & les Loix prefcrivent à
cet égard , les lumières de la raifon devroient fuffire pour nous guider. Quels
contraftes que les plaifirs purs d'un
homme vivant au fein de fa famille , heureux par lui-même , heureux par fa femme & fes enfans , oppofés aux jouiffan-
ces imparfaites & dangereufes du céli-
bataire !

LORSQUE l'homme & la femme
s'uniffent par le lien facré , refpecté parmi prefque toutes les Nations de la
terre , (excepté parmi celles qui font
civilifées) le but de cette union eft de
donner le jour à des enfans. Cette fonction augufte n'eft fouvent pas facile à
remplir : les hommes de l'art favent qu'il
fe trouve des obftacles , quelquefois in-
vincibles , qui s'oppofent à la génération,
mais ce n'eft point affez. Il réfulteroit

un grand bien, ſi chacun avant de prendre les liens de l'Hymen ſavoit à quoi
s'en tenir ſur ſon tempérament ; & c'eſt
ce qu'on a tâché de développer d'une
manière à la portée de tous les hommes , qui verront auſſi les moyens avoués
par la Religion & la Nature pour rec-
tifier pluſieurs défauts , formant autant
d'obſtacles à la jouiſſance & par conſéquent à la génération.

Si je n'écrivois que pour les hommes
éclairés , je n'aurois pas pris la peine de
parler des ſuperſtitions qui déſolent des
époux en troublant leurs plaiſirs : ces
phantômes de l'imagination ont encore
quelque crédit chez le peuple , & il eſt
eſſentiel de les combattre.

IL ſeroit inutile que je cherchaſſe à
me juſtifier aux yeux de quelques ames
timides , d'avoir traité le ſujet préſent.
En éclairant les hommes , & leurs dé-

couvrant les précipices autour desquels
ils marchent continuellement , il falloit
au moins leur faire entrevoir le chemin
de l'Amour Conjugal. Je ne dis point à
mes lecteurs , abandonnez les plaisirs ,
renoncez aux charmes qui font le bonheur de l'humanité , mais mon but est
de les détacher insensiblement de ce que
l'ardeur des passions leur fait prendre
pour le plaisir. C'est dans ces vues que
j'ai traité non-seulement de l'homme &
de la femme dans l'état du Mariage ,
mais aussi considérés dans le célibat ; on
se doute bien qu'il y a des choses importantes à dire à ce sujet. Puissent mes
réflexions être utiles à l'humanité !

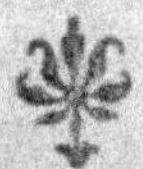

DE L'HOMME

ET

DE LA FEMME.

CHAPITRE PREMIER.

Des Tempéramens.

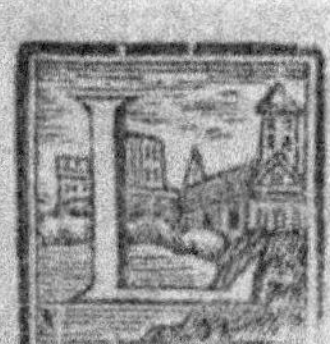

LES livres sacrés nous étonnent quelquefois, par les paffages où ils nous donnent une idée de la multiplication de nos premiers peres : quelle fécondité, que celle des enfans de JACOB en Egypte! Je crois qu'alors la Médecine, (car cette science commença avec le monde,) ne connoiſſoit pas ces diviſions & ces variétés infinies de tempéramens, que le luxe, la molleſſe, la débauche ont introduit parmi nous.

CETTE diſpoſition particulière du corps, produite par la combinaiſon des principes dont il eſt compoſé & qu'on nomme tempérament, influe beaucoup ſur les fonctions de l'ame & du corps, & on eſt perſuadé que dans le phyſique de l'Amour, le tempérament joue le principale rôle. De-là, on eſt convenu que tel homme ou telle femme d'un tempérament donné, étoient peu propres à la génération; tandis que d'autres par une nuance de couleur plus ſombre, des yeux plus animés, un extérieur plus vif, font croire que ſemblables à ces hommes vigoureux qui ont peuplé la

terre, ils pourroient réparer les défor-
dres d'un nouveau déluge. Ces asser-
tions générales, que l'on tire à l'inspection des hommes, sont assez souvent dé-
menties par des cas particuliers ; & c'est
ce qu'il est essentiel de démontrer, dan
un ouvrage qui traite de l'Amour avoué
par l'Hymen, & non de l'Amour considéré comme une passion ardente, im-
pétueuse, qui n'ayant d'autre but que
le plaisir, le cherche dans des jouissances
égoïstes sur lesquelles l'Hymen n'ose jetter
les yeux

PARMI le grand nombre d'explica-
tions que nous ont donné les anciens
& les modernes sur ce qui constitue le
tempérament, il est assez difficile d'en
saisir une qui satisfasse entièrement. Voici
celle qu'en donne un illustre Médecin. (*a*)

(*a*) M. QUESNAY.

» LES parties solides, dit-il, ont
» une force élastique par laquelle elles
» tendent à se resserrer ou à se raccour-
» cir lorsqu'elles souffrent quelques ex-
» tensions ; nos vaisseaux dilatés par
» le sang qu'ils reçoivent dans le mo-
» ment de la diastole, (*a*) tendent, in-
» dépendamment de leur action orga-
» nique, à se contracter par le ressort
» de leur action organique, forment une
» double force qui agit dans la con-
» traction des vaisseaux. Plus la force
» élastique des parois des vaisseaux
» est considérable, plus elle s'oppose
» à la dilatation, & plus elle contri-
» bue à la contraction des vaisseaux.
» On doit être fort attentif à ce res-
» sort, car il contribue beaucoup ;

(*a*) On nomme ainsi l'état du cœur, lorsque ses
cavités sont dilatées ; la sistole est au contraire
la contraction des parois qui forment ces mêmes
cavités.

» selon qu'il a plus ou moins de trait,
» & selon qu'il est plus ou moins ex-
» cité, à varier & à modifier le jeu
» des vaisseaux. On peut remarquer
» facilement ces différens effets du res-
» sort dans un arc; car un arc plus
» ou moins roide, plus ou moins grand,
» plus ou moins tendu, varie beau-
» coup le jet de la flèche, indépen-
» damment même de la force plus ou
» moins grande de celui qui met son
» ressort en action. Ainsi les effets des
» vaisseaux ne doivent pas être les
» mêmes dans ceux qui ont des vais-
» seaux fort amples, que dans ceux
» qui les ont serrés: dans ceux dont
» les parois des vaisseaux sont fermes
» ou roides, que dans ceux où elles
» sont molles & fort amples: dans
» ceux où les parois ont beaucoup
» d'élasticité, que dans ceux où elles
» en ont peu : dans ceux où l'action

» de ces parois est fortes, que dans
» ceux où elle est foible. »

DE toutes ces variétés, qui sont si remarquables dans les hommes, M. QUESNAY, fait venir les différens tempéramens qui apportent tant de diversité dans les facultés méchaniques, animales & intellectuelles. Mais en admettant le sentiment de l'illustre Médecin que je viens de citer, il ne faut pas croire qu'il faille renoncer totalement aux humeurs, qui selon les anciens & la plupart des modernes, constituent les variétés des tempéramens : les solides n'acquièrent la force ou la foiblesse, la roideur ou la mollesse, le plus ou moins d'élasticité, &c. que par l'effet que produisent sur eux les fluides qui les mettent en action. Ai si on retrouvera toujours dans les hommes sanguins un tempérament chaud & humide ; ceux chez qui la bile domine seront chauds

& fecs; les pituiteux ou phlegmatiques feront froids & humides, & ceux que les anciens nommoient mélancoliques feront d'un tempérament froid & fec. De la différence de ces tempéramens naît une plus ou moins grande aptitude aux plaifirs, & il feroit facile d'en faire l'évaluation fi ces quatre principaux tempéramens ne donnoient, par leurs combinaifons, naiffance à des fubdivifions que les Médecins même les plus expérimentés, ont beaucoup de peine à faifir dans plufieurs circonftances.

Bornons nos obfervations aux quatre principaux tempéramens, les feuls qu'on puiffe fuivre avec affez d'exactitude, & en écartant ce qu'il y a d'étranger à notre objet, donnons une idée des facultés que chacun de ces tempéramens a pour remplir le grand but de la Nature, celui de la multiplication des efpèces.

Du Tempérament sanguin.

Un corps ferme & vigoureux, une physionomie animée, les yeux ordinairement bleus, des chairs qui ne font ni trop fermes ni trop molles, la peau souple & unie, une couleur vermeille, de l'embonpoint, des cheveux blonds ou châtains, des membres souples & agiles, peu propres aux travaux pénibles, des veines bleues, amples & tendues dans lesquelles le sang circule avec facilité, sont les signes qui annoncent l'homme sanguin.

Celui qui est de ce tempérament, a dans toute l'habitude du corps une chaleur douce, & des desirs ardens qui annoncent son goût pour les plaisirs, où le portent encore une gaieté naturelle, une imagination féconde, & beaucoup de penchant pour la société. Il exerce toutes ses fonctions avec une

facilité admirable, & la tranfpiration
fur-tout fe fait aifément. L'homme fanguin, porté à l'enjouement & dont la
fenfibilité, la douceur, la vivacité,
l'aménité forment le caractère, doit être
entraîné fans ceffe vers les plaifirs de
l'Amour, & ceux de la table. Sa bonne
conftitution phyfique influe fur le moral, & il fait les charmes de la fociété
par fon imagition brillante, la vivacité
de fon jugement, la rapidité & l'enjouement de fa converfation.

Doué de talens auffi féducteurs,
l'homme fangin ne paroîtroit - il pas
devoir exclure des myftères de l'Amour,
les hommes qui n'ont pas le bonheur
de réunir autant d'avantages ? Il aime
avec beaucoup de délicateffe ; ce n'eft
point toujours la foif ardente des plaifirs qui le porte à les rechercher ; le
cœur agit en lui auffi vivement que
l'inftinct. Plus fenfible à une paffion dé-

licate qu'aux plaisirs destructeurs de la débauche, il devroit donc régner seul dans le cœur des femmes qui savent unir la décence aux charmes de la société. Mais les *titillations* voluptueuses qui agitent l'homme sanguin, le rendent peu redoutable auprès des femmes qui savent se défendre ; il veut, comme CESAR, voir & vaincre en un instant. Par la même raison qu'il est plus propre à faire des connoissances que des amis, il trouve plutôt à satisfaire ses desirs dans l'ivresse d'une passion rapide & souvent sans conséquence, qu'au milieu des plaisirs mystérieux d'un amour cimenté par des rapports & des liaisons qui ne s'accordent pas toujours avec sa vivacité, son indiscrétion & son inconstance.

ON peut juger d'après cette esquisse, que l'homme sanguin est sensible en amour, mais étourdi ; qu'il n'aime pas

la

la réſiſtance , qu'il s'emporte aiſément
& ſe calme de même ; que ſemblable
au papillon , il voltige ſur la première
fleur qui s'offre à ſa vue , mais qu'il s'y
arrête peu. Le vif éclat de la roſe peut
bien fixer un inſtant le papillon au
milieu de ſa courſe ; mais , ſi jalouſe des
autres fleurs , elle veut le retenir , il
faut qu'elle ouvre ſon ſein aux careſſes
de ce petit inconſtant ; elle jouit du
bonheur de le voir palpiter par l'excès
du plaiſir , elle le partage.... L'agitation
& les tranſports de ſon amant paroiſſent lui jurer la tendreſſe la plus vive &
la plus durable.... Fleur charmante ! em-
ployez tout pour captiver celui qui cherche à s'échapper. Une douce langueur
eſt déjà répandue ſur ſes ſens , bientôt
l'ennui y ſuccédera.... Vous voulez le
retenir ? Il n'eſt plus temps ! plus beau
qu'il n'a jamais été , il agite doucement
ſes aîles & cherche à ſe dégager. Il

n'a point épuisé tout son amour , il vole avec empressement vers une autre fleur pour lui faire partager ses plaisirs. Mais ne craignez pas d'être méprisée , il est inconstant , mais il est bon. Peut-être va-t-il venir renouer ses engagemens ; ne vous refusez pas à de nouvelles caresses ; il est aussi facile à rebuter qu'il est inconstant.

On peut aisément reconnoître l'homme sanguin dans le papillon dont je viens de décrire le manége amoureux. Telle est sa manière de se conduire en amour : il n'a pas, pour les plaisirs, cette force *athletique* , dont la Nature a doué les hommes d'un tempérament bilieux ; mais réunissant ce que l'Amour a de plus doux , ses jouissances ne sont point troublées par la jalousie , cette passion funeste qui précède quelquefois la fureur dans les hommes bilieux. Il est inconftant ! Voilà fon crime, qui deviendra plus tard fon fupplice. La bonté de fa conftitution n'eft pas un titre pour vivre long-temps ; la vivacité , la fenfibilité , & fur - tout l'inconftance , qui lui font propres , (car de-là naiffent des defirs toujours nouveaux & qu'il peut fouvent fatisfaire) abrègent fenfiblement fes jours.

Des hommes auffi aimables pour la fociété que ceux dont je parle , ne devroient - ils pas s'efforcer de conferver jufques au bout de leur carrière les qualités du corps & de l'efprit qui les font chérir ? La douceur , l'aménité , la gaieté qui conftituent leur caractère , les rendroient précieux dans l'état du mariage , fi leur inconftance n'y jettoit que trop fouvent la difcorde. Les complaifances , les tendres careffes d'une époufe ne pourroient-elles pas adoucir ce penchant , qui porte un homme à cher-

cher des faveurs dont l'hymen rougit ?
Je me repréfente avec fatisfaction , une
femme aimable , qui ayant ramené fon
époux au milieu de fa famille , par des
attentions délicates , qui , fi j'ofe dire ,
ont dompté le tempérament , jouit de
fon bonheur , dont elle connoît toute
l'étendue.

Du Tempérament bilieux.

Si l'on en excepte une taille avanta-
geufe , & un gros embonpoint , que n'a
pas ordinairement l'homme bilieux , tout
en lui annonce la force. Ses os font gros
& folides , fes mufcles bien marqués ,
fes chairs compactes ; fa peau aride &
féche eft d'un rouge foncé , brune , oli-
vâtre & quelquefois noire ; les poils qui
la couvrent & les cheveux font prefque toujours noirs & crépus ; fon pouls
eft grand , vigoureux , brufque ; il a les
veines groffes , faillantes , le fang bouil-

lant, la bouche grande, les lèvres def-
féchées, l'haleine chaude & forte, les
yeux noirs & perçans.

Les hommes de ce tempérament font
les plus amoureux; toutes leurs paſſions
font fortes & vives, parce qu'ils n'ont
pas la gaieté & l'enjouement des perfonnes fanguines. Leur colère, dit
un écrivain moderne, (*a*) eſt celle
d'Achille, leur haine celle de Co-
riolan, leur amour tient de la manie; & cette paſſion, à laquelle un tempérament preſqu'inépuifable les porte
fans ceſſe, devient pour eux une affaire
capitale. L'homme bilieux veut être ai-
mé feul, parce que différent de l'homme
fanguin, il aime, finon avec conſtance,
du moins avec une paſſion extraordinaire, & qu'il eſt le plus vigoureux des
hommes. Il conferve long-temps cette

(*a*) M. Clerc. *Hiſtoire Naturelle de l'homme,
conſideré dans l'état de maladie.* Vol. 1.

force supérieure ; il n'attend même pas qu'elle soit épuisée pour devenir jaloux, injuste & cruel. Chez les Nations policées, ces vices, en quelque sorte, brisés par la douceur des liaisons, n'acquièrent pas ce degré excessif qui empoisonne les plaisirs & conduit au crime. C'est chez les Nations dont les individus sont presque tous du tempérament bilieux, que ces horreurs s'annoncent sous l'aspect de la grandeur & du pouvoir despotique.

L'AMOUR dans la Turquie, en Afrique, en Asie, est un tyran qui déchire les cœurs ; les plaisirs dont jouissent les hommes barbares qui habitent ces contrées sont affoiblis par l'autorité : (il n'en faut pas en amour !) les femmes qui servent à leurs jouissances, sont des esclaves enfermées, punies souvent de mort sur le soupçon d'une infidélité ; les gardiens dépositaires de leur vertu, ont été mutilés pour être assuré de leur continence.... Et les tyrans qui commandent cette foule d'esclaves jouissent du vrai bonheur !... Gardons-nous de le croire.

.... Quel bonheur honteux, cruel, empoisonné,
D'assujettir un cœur qui ne s'est point donné,
De ne voir en des yeux dont on sent les atteintes,
Qu'un nuage de pleurs & d'éternelles craintes,
Et de ne posséder dans sa funeste ardeur,
Qu'une esclave tremblante à qui l'on fait horreur ! (*a*)

Si la félicité naît de l'Amour, c'est lorsqu'il est dégagé de toute contrainte.... Le maître absolu, qui n'a qu'à vouloir pour être obéi, & dont les esclaves reçoivent, au milieu du trouble & de la crainte, des caresses qu'empoisonne l'esclavage, ne connoît pas l'Amour. L'homme qui dédaigne ou méprise les

____

(*a*) VOLTAIRE, *Orphelin de la Chine.* Acte III. Scène 4.

B iv

plaifirs d'une union affortie , & cherche par caprice , plus fouvent encore
par ambition, des plaifirs en échange
des richeffes , ne connoît pas non plus
l'Amour, —— Eh ! que m'importe ! dira-
t-il , je connois le plaifir. —— Vous! ...,
Les hommes achetés valent moitié moins
pour la gloire , & les femmes même pour
le plaifir. (*a*).

L E s talens fupérieurs que les hommes bilieux ont pour la jouiffance des
plaifirs , ne font pas infructueux ; ils font
de tous les hommes les plus propres
à la fécondité , fur - tout s'ils s'uniffent
à une femme fanguine. (*b*). Celle - ci ,
plus modérée dans fes tranfports , remplit avec plus d'exactitude le vœu de la
Nature. Mais fi l'on parvient jamais à
concevoir qu'il faut des rapports & des

(*a*) *L'ami des hommes.*

(*b*) Cette règle fouffre quelques exceptions , & on
les verra lors que je traiterai de la *ftérilité.*

convenances phyſiques dans le mariage ,
on ſe gardera bien d'unir un homme
bilieux, avec une femme du même tempérament, je veux dire , avec la plus
amoureuſe de toutes les femmes. Ne dit-
on pas communément dans un proverbe
trivial , mais vrai , que le trop de vivacité s'oppoſe à la génération ? Et
néanmoins les hommes agiſſent comme
s'ils n'en croyoient rien. On a malheureuſement oublié , que c'eſt d'une union
bien aſſortie que naiſſent des enfans bien
faits & bien conſtitués. Que l'on uniſſe
un homme & une femme du tempérament dont il s'agit ici , je ne dirai pas
que leurs plaiſirs n'auront rien de pi-
quant ; mais eſt - ce ſeulement pour
jouir que les ſens s'épanchent dans le
ſein de la volupté ? Les tranſports dans
cette union ſe ſuivent rapidement , une
flamme dévorante allume ſans ceſſe les
feux de l'amour ; la force de l'imagi-

nation, aidée par celle d'un tempéra-
m nt robuste, élève le couple heureux....
Heureux ? Il ne le sera pas toujours;
je vois une vieillesse prématurée en-
gourdir, dessécher les sources du plaisir.... Je vois alors les époux infortunés,
rappeller la volupté qui les fuit, & pour
combler leur infortune, ils sont privés
du plaisir suprême de rendre à la Nature les caresses qu'ils ont prodiguées à
l'Amour. Epoux malheureux ! vous éten-
dez vainement les bras, vous ne pouvez
presser contre votre sein des enfans
qui auroient fait la consolation, les délices de la vieillesse qui vous glace.

Du Tempérament mélancolique.

O N chercheroit presque toujours inutilement la constitution mélancolique
parmi les enfans & parmi les vieillards :
elle se manifeste avec toute sa force à
vingt ou trente ans, & les mélancoli-

ques ne vivent guère plus de cinquante
ans. Ce tempérament peut être confidéré comme acquifitif & dépendant des
variations qui éloignent l'homme de fa
conftitution primitive. On ne le trouve
guère dans les campagnes ; les villes peu
confidérables n'en fourniffent pas beaucoup d'exemples , mais malheureufement pour le monde phyfique , on en
rencontre à chaque pas , dans les grandes cités , où les hommes preffés étroitement les uns contre les autres femblent
fe difputer l'air qu'ils refpirent.

Si dans une capitale , j'obferve avec
attention , (non pas dans les places ni
dans les promenades publiques , car les
hommes mélancoliques fuient la fociété)
fi j'obferve , dis - je , les hommes qui
s'offrent à ma vue , j'en verrai beaucoup de ce tempérament. Ils font aifés
à recounoître. Leur ftature eft grande
ou moyenne , leurs cheveux font bruns

B vj

ou noirs , leur visage est allongé ; leurs
yeux , grands & langoureux dans la
jeunesse , deviennent sombres dans un
âge plus avancé ; leurs joues séches ,
avalées , sont recouvertes d'une peau
rude , brûlée , noirâtre & quelquefois
jaune. Leur corps est grêle ; leurs jambes & leurs cuisses menues , leurs bras
& leurs doigts effilés. Les hommes de
ce tempérament sont laids de visage ,
quoiqu'ils aient été beaux dans leur enfance : peut-être ils ne nous paroissent
tels , dans l'âge mûr , que par la maigreur , des regards un peu farouches, &
la couleur de la peau.

Les femmes du tempérament mélancolique diffèrent essentiellement des
hommes de cette constitution : leur peau,
quoique séche , est beaucoup plus belle;
leur démarche nonchalante a été prise
par quelques personnes pour de la grace
& de la majesté. Balzac disoit en con-

fidérant une Nation où le tempérament mélancolique eft dominant: *On croiroit que ce font des reines qui ont époufé leurs efclaves.*

L'Homme mélancolique, eft un dangereux féducteur auprès des femmes, parce qu'il poſſède au fuprême degré l'art de faire illuſion par fon éloquence. Il a le ton perfuafif, & réuſſit prefque toujours par le fublime de fon imagination. Il ne la dirige pas continuellement vers les plaifirs; elle eft trop vive, trop exaltée pour être tendue avec uniformité: les actions héroïques, les conquêtes, les entreprifes qui paroiſſent furpaſſer les forces humaines font de fon reſſort; mais auſſi par un conftrafte fingulier, les ambitieux, les héréfiarques, &c. ont tous été des mélancoliques.

Ces hommes ne dirigent donc leur imagination vers l'amour, que dans les intervalles que leur laiffent des projets, qui à leurs yeux font d'une plus grande importance : mais fi cette paffion les occupe férieufement, ils abandonnent alors les idées qui y feroient difparates, pour ne s'occuper que de l'objet qui les enflamme ; ils deviennent plus que jamais fombres, difficiles, rêveurs, inquiets, craintifs, méfiants, timides, jaloux, furieux... On fait par des exemples horribles, jufqu'à quel point le mélancolique amoureux & irrité peut pouffer le défefpoir.

Que n'eft-il poffible d'anéantir par gradations l'impétuofité de cette conftitution malheureufe ! Elle n'eft pas dans la Nature, puifqu'elle fe trouve rarement dans les lieux où les hommes font plus rapprochés d'elle. Il faut donc regarder plutôt ce tempérament comme une maladie d'acquifition, comme un vice héréditaire, que comme un tem-

pérament propre à l'individu. Dans la
suite de cet Ouvrage, on trouvera les
moyens les plus propres à amortir, à
dompter s'il est possible, cette constitution, qui mérite à beaucoup d'égards
qu'on fasse des efforts contre elle, &
qui n'a pu devenir héréditaire, que par
l'abus des plaisirs, l'abattement & l'é-
puisement qui en font comme une suite
nécessaire. (*a*)

Le feu de l'imagination des mélancoliques ne suffit pas pour les rendre
habiles à la propagation de l'espèce; il
faut aussi que les fonctions naturelles,
(sur-tout les secrétions) se fassent sans
trop d'irrégularité, & c'est ce qui se
trouve assez rare dans les hommes de

______

(*a* Au chapitre de l'*Impuissance* & à celui de la
Stérilité, j'ai exposé les moyens que l'on pouvoit
employer pour adoucir les effets du tempérament
mélancolique: on y trouvera également ce qui convient aux personnes dont la constitution est bilieuse,
ou sanguine, ou phlegmatique.

ce tempérament. Tout paroît être en désordre dans leur économie animale. Le mouvement du cœur & des artères est inégal ; presque toujours affamés, ils sont très peu attentifs sur la quantité d'aliment qui leur convient ; aujourd'hui trop, demain pas assez, ils n'ont pas d'autre régime ; aussi leurs déjections, la transpiration insensible, les sueurs, (*a*) sont dans une irrégularité d'abondance & de suppression continulle. On sent aisément combien ce désordre doit influer sur la postérité.

Le mélancolique doit-il donc garder un célibat scrupuleux ? Il seroit peut-être à souhaiter que cela fût possible, mais l'expérience démontre le contraire.

J'ai observé que les mélancoliques, lorsqu'ils étoient célibataires, devenoient

____

(*a*) M. Clerc que j'ai cité plus haut, dit que le mélancolique a plutôt des sueurs d'*expressions*, qu'une transpiration véritable.

fujets à beaucoup de maladies longues
& cruelles. On verra dans le chapitre
qui traite de la Puberté, de triftes effets
de la mélancolie. On peut donc permettre le mariage aux perfonnes de ce
tempérament; mais il faut bien fe garder de le faire contracter entre deux
perfonnes qui aient la même conftitution. Les enfans qui feroient les fruits
d'une union auffi mal affortie, fe ref-
fentiroient tôt ou tard des vices phyfiques & moraux des auteurs de leur
exiftence. Donnez à un homme mélancolique une femme du tempérament
fanguin, ou à un homme de cette dernière conftitution, une femme mélancolique, fi celle-ci veut abfolument fe
marier. La différence des caractères, fi
elle ne s'évanouit pas peu à peu, di-
minuera fenfiblement; celui des époux
qui aura la conftitution fanguine, &
par conféquent l'humeur enjouée, le

caractère liant, l'imagination riante,
employera ces heureux talens pour répandre la gaieté dans sa famille ; il cor-
rigera le *sombre* du mélancolique ; ses
enfans lui devront leur bonheur, & la
patrie des citoyens utiles.

Du tempérament phlegmatique ou pituiteux. (a)

Sɪ je considère l'homme phlegmatique, tout annouce en lui la Nature dé-
faillante : quelques apparences trompeuses ne m'en imposeront pas sur sa foi-

---

(a) Par homme phelgmatique ou pituiteux, il ne
faut pas entendre toujours l'homme qui dit avec
phlegme ce qu'on appelle des *bons mots* dans la
société. Ceux-ci sont très-différens au physique & au
moral ; on en trouve de ces phlegmatiques dans les
autres tempéramens comme dans celui-ci. J'ai vu
un gros homme sanguin très-fort, & sur tout très-
vif, qui dans une maladie aiguë, me répétoit sans
cesse qu'il étoit phlegmatique, qu'on le lui avoit dit
cent fois, & qu'il falloit le conduire en conséquence.

bleſſe. Il a la taille avantageuſe, parce que les fibres abreuvées par une ſéroſité abondante, ont pu s'étendre & s'allonger. Ses chairs ſont lâches, molles, couvertes de graiſſe, par la même raiſon. Elles ſont blanches, garnies d'une petite quantité de poils blonds & fins. Ses cheveux ſont blonds ou châtains ; ſon viſage rond, pâle eſt ſouvent bouffi. Ses yeux bleus & grands, devroient animer ſa phyſionomie & lui donner de l'expreſſion ; mais ils ſont éteints, leur regard eſt humble & languiſſant. Des lèvres pâles & décolorées, des vaiſſeaux très-fins, dans leſquels circule lentement un fluide dont les principes paroiſſent déſunis ; enfin un corps foible, incapable de ſupporter des travaux fatigans. Tel eſt le portrait de l'homme pituiteux.

LE moral correſpond au phyſique, & certainement c'eſt un bonheur. Des ſenſations vives, une imagination ardente porteroient le trouble dans la machine & détruiroient des organes trop foibles pour y réfister. Le pituiteux ne connoît guère ces paffions fortes qui émeuvent, excitent, foulèvent, enflamment nos efprits. Il reçoit volontiers l'impreffion qu'on lui donne, mais elle l'échauffe rarement. Ce défaut de fenfibilité & d'activité lui rend l'imagination froide, la mémoire débile, &c. mais fon caractère, doux, affable, paifible, en un mot, fon indolence, ne le rend point à charge à la fociété.... Il l'eft peut-être à la Nature, car elle n'a point répandu les hommes fur la terre avec le germe de la mélancolie, & de la pituite.... Dépravation des mœurs ! luxe ! molleffe ! voilà votre ouvrage ! (a)

____

(a) Trop de nourriture, fur-tout d'alimens vifqueux, &c. d'alimens tels que nos célèbres cuifiniers favent fi bien les tourner contre nous; l'ufage im-

L E pituiteux, trop foible pour tirer
ſa ſubſiſtance du ſein de la terre; trop
foible pour oſer entreprendre de ſervir
ſa patrie les armes à la main; mauvais
laboureur, mauvais ſoldat, pourra-t-il
être bon époux !....

CHAPITRE II.

Réflexions ſur le Tempérament, relatives
au Célibat.

Et toi dans la Nature égaré, ſolitaire,
Ton être à l'univers ne tient par aucuns nœuds,
Dans ton ame glacée & triſtement auſtère
    Tu ſens un vuide affreux. (*a*)

U N ami de l'humanité a toujours
des ſouhaits à faire; il appartient ſeul
à celui en qui réſide le pouvoir, de les
réaliſer. Si j'étois puiſſant, je ferois une

____

modéré du vin, des liqueurs, le trop de repos, le
ſommeil trop long, &c. ſont les cauſes ordinaires
de l'abondance de la pituite.

  (*a*) M. THOMAS *Les devoirs de la ſociété*, Ode.

loi, non contre le célibat, mais j'op-
poserois des barrières au zèle indiscret
& destructeur qui pousse les pères & les
mères à y destiner leurs enfans, sans
avoir au préalable étudié & fait en
quelque sorte constater la force ou la
foiblesse de leur tempérament.

JE me garderois bien de livrer aux
horreurs de la solitude, l'homme sanguin, fait pour orner la société par son
esprit & l'augmenter par ses talens physiques. Je croirois à chaque instant,
voir la Nature me reprocher une action barbare. Quoique l'homme bilieux
paroisse être dévoué à la retraite, également comme le mélancolique, les
dispositions, le penchant souvent irré-
sistible qui les porte vers les femmes,
leur rendroit la retraite un séjour de
tristesse, source de plusieurs maladies.
Les passions qui commençoient à ger-
mer, se développent, s'accroissent,

s'étendent avec force dans la solitude ;
elles minent peu à peu l'économie animale, & accélèrent les infirmités d'une
vieilleſſe hâtive.

Le ſavant Commentateur d'Ocellus
Lucanus (*a*), nous a tracé le plan d'un
tribunal dont les fonctions ſeroient
d'examiner les alliances qui pourroient
être utiles ou nuiſibles au public. Ocellus lui même, veut qu'on évite les mariages imparfaits ; il appelle ainſi ceux
qui ſe contractent entre des perſonnes
d'un tempérament foible, ou dans un
âge trop tendre.... Que ne pourroit-on
pas eſpérer pour la perfection de l'eſ-
péce humaine, ſi aux objets intéreſſans
qui ſeroient du reſſort de ce tribunal,
on y ajoutoit le droit de connoître la
véritable vocation des perſonnes qui ſe
deſtinent au célibat ?

____

(*a*) Ocellus Lucanus, *en Grec & en François*
&c. &c. Par M. le Marquis d'Argens, Berlin 1762.

» L'Homme, dont nous venons de
» faire le portrait, dit Vénete, en
» parlant de l'homme bilieux, est d'un
» tempérament si chaud & si amoureux,
» qu'il auroit beau avoir la vertu des
» personnes les plus saintes, sa nature
» lui donnera toujours une pente à l'a-
» mour des femmes : on auroit plutôt
» éteint un grand feu avec une goutte
» d'eau, & l'on obligeroit plutôt un
» fleuve rapide à remonter vers sa
» source, que de corriger l'inclination
» de cet homme...... Les Rois & le vin
» sont bien puissans, mais à dire le vrai,
» la femme l'est encore plus ; & il fau-
» droit que Dieu fît un miracle, si on
» vouloit que cet homme-là corrigeât
» son humeur amoureuse. » (a)

Si Vénete dépeint une jeune fille
lascive,

(a) *Tableau de l'Amour Conjugal,* 2.e part. chap.
IV. art. 1.

lascive , ses expreſſions , que je me gar-
derai bien de rapporter ici , ſont encore
plus fortes.

P È R E barbare ! crois tu par de per-
fides careſſes, ou des menaces empor-
tées, dompter le penchant , le tempérament , la nature même? Non , ne t'y
trompe pas ; tu appelles en vain à ton
ſecours les reſſources de la médecine :
tu oppoſes de foibles obſtacles aux vues
de la Nature , qui commande à tous ,
avec cette énergie dont toi - même tu
ſentis la force. Les barrières poſées entre tes enfans & le monde , ne détrui-
ront pas entièrement le germe des paſſions , ſi tu le leur as tranſmis au moment de leur formation. Du moins , ſi
la fureur d'immoler des victimes te force à la ſatisfaire , choiſis celles que la
ſociété aura moins à regretter. Si , aux
ſignes caractériſtiques d'une conſtitution
froide , tu remarques un éloignement

très - décidé pour ce lien fi doux, ce lien général, qui unit l'homme & la femme parmi les glaces du Nord, & dans les climats brûlés, fous la Zone Torride; fi enfin, ton fils ou ta fille redoûtent, par des motifs tirés feuls de leur conftitution phyfique, l'état du mariage, ne les force pas à l'embraffer; que retirés du monde, ils jouiffent en paix de cette douce quiétude, que trouvent dans la retraite, les perfonnes que les paffions ne peuvent émouvoir.

MAIS, qu'il eft indifpenfable de favoir conftater cet état d'inertie, ce filence abfolu des paffions! Il faut connoître les reffources de la Nature, pour favoir jufqu'à quel point un tempérament inactif en apparence, peut fe développer. Des parens, qui décident & qui font tout plier aux préjugés, ne voient, ou du moins feignent de ne voir que

ce qui s'accorde avec leurs vues . . . . . .
On s'en rapporte encore à un Directeur !
Eh ! peut-il pénétrer toujours les motifs
d'une retraite que l'on se croît nécessaire ? Peut-il, doit-il même entrer dans
un examen pour lequel il n'a point les
connoissances requises ? Un Médecin habile y est souvent embarrassé.

J'ai vu, & je me le rappelle avec
attendrissement, un monastere, à la
tête duquel étoit une de ces femmes
vertueuses, qui ne croient pas adoucir
leur joug en le faisant partager, consulter un Médecin sur les jeunes personnes qui se destinoient à la vie religieuse.
Tandis que de son côté elle étudioit le
caractère des novices, l'habile homme
qui méritoit sa confiance, & dont la
probité égaloit les lumières, s'attachoit
à en découvrir la constitution dominante. Ce ne fut jamais infructueusement
que ces deux personnes s'occupèrent de

soin de séparer du monde, ou d'y réunir les jeunes filles qu'on présentoit au monastere (*a*).

QUE n'agit-on de même dans chaque maison religieuse ! Des maladies funestes n'y répandroient pas si souvent le trouble & le désordre. Mille exemples prouvent sans réplique, que le tempérament contraint, étouffé pendant quelque-temps, ne peut jamais être anéanti, quoiqu'il soit possible d'en adoucir la trop grande vigueur. « Pourquoi, s'écrie un Naturaliste célèbre,

______

(*a*) Dans la plus grande partie des Couvens, on étudie plus le moral que le physique, & c'est presque toujours l'opposé de ce qu'il faudroit faire. Les méditations, les longues lectures, les jeûnes rigoureux, enfin tous les moyens qu'on emploie pour s'assurer de la vocation, doivent nécessairement la donner, du moins pour quelque-temps ; mais si on altère la sévérité de la régle, la Nature reprend bientôt ses droits ; le ressort des organes affoiblis, reprend son élasticité, & de-là aux troubles des passions il n'y a plus qu'un pas à faire.

» pourquoi les passions qui ont leur
» source dans le tempérament, sont-
» elles si difficiles à maîtriser ? Elles
» tiennent fortement à la machine, &
» par la machine à l'ame. Les passions
» se nourrissent donc, croissent & se
» fortifient, comme les fibres qui en sont
» le siége. Connoissez donc votre tem-
» pérament ; s'il est vicieux, vous le
» corrigerez, non en vous efforçant de
» le détruire ; *vous détruiriez la ma-*
» *chine elle-même*, &c. (a).

Ne sait-on pas, que des efforts que
l'on fait pour amortir la passion qui fait
le sujet de cet ouvrage, (je parle sur-
tout des efforts physiques) il résulte des
catastrophes qui effraient la Nature ? On
en verra des exemples lorsque je traiterai de la Puberté ; & la situation
de l'Hermite, qui après avoir sacrifié

(a) *Contemplation de la Nature*, par M. Bonnet.
1e. part. chap. V.

à son bonheur les parties qui le troubloient, & qui néanmoins n'en fut guère plus heureux, prouve la force du tempérament contre les ressources de l'art. En ouvrant les livres où est consignée la vie des hommes que la religion révère, n'a-t-on pas lieu d'être surpris...... Quoi ! des Anachorètes, éloignés les uns des autres, les forces du corps presques anéanties sous le poids des devoirs qu'ils s'imposoient ; des hommes morts à la terre, étoient, malgré l'austérité de leur vie, tourmentés par les aiguillons de la volupté ? Croit-on que les hommes de notre siècle auront plus de force que ces hommes divins ? Gardons-nous de le croire ; c'est bien ici le cas de dire :

L'Homme est trop foible, hélas ! pour dompter
    la Nature ! (*a*)

______

(*a*) Le fait suivant en est une preuve. Un soldat que l'on pendit il y a 30 ou 40 ans à Montpellier, eut la

QUE les Médecins nous parlent avec franchise, ils nous apprendront ce que peut l'art fur un tempérament robufte. Eh! de quels moyens n'eft-on pas obligé de fe fervir pour foulager les malheureufes victimes d'une paffion ardente! M. TISSOT (a) rapporte qu'il a vu à

---

malheur un jour de ne pouvoir détourner fon imagination des defirs amoureux qui le tranfportèrent. Il paffoit par cette Ville; il y rencontra entr'autres, une fille qui portoit tranquillement fur la tête, une cruche remplie d'eau. Cette vue fit fur lui l'effet le plus prompt & le plus violent. Elle l'enflamma à l'inftant de la plus ardente paffion. Une fureur érotique le faifit: il n'y peut réfifter. Il renverfe la fille, il l'embraffe, il la ferre entre fes bras, & fans égard à l'heure, au temps, au lieu, fe met à portée de fatisfaire dans les fiens, les defirs qui l'agitent. On eft étonné de fa hardieffe; le peuple accourt, on fe jette fur lui, on le maltraite; mais rien n'arrête fes deffeins, même au milieu des coups qui pleuvent fur lui. *Anecdotes de Médecine.* Seconde édition, Anecd. CXCI.

(a) *L'Onanifme, Differtation fur les maladies produites par la mafturbation.* Par M. TISSOT, Docteur en Médecine, &c. troifième édition. Laufanne, 1764. Cet ouvrage, un des meilleurs qui ait paru depuis

Montpellier une veuve très - robuste ,
âgée de près de quarante ans , qui avoit
joui très - souvent , pendant long - temps
du physique de l'amour , & qui en étant
privée depuis quelques - années , tomboit dans des accès hystériques dont on
ne peut peindre l'état affreux. Elle per-
doit l'usage des sens ; aucun remède
ne pouvoit adoucir ni diminuer la fréquence des accès. On ne pouvoit les
faire finir que par de fortes frictions des
parties génitales : ce moyen étoit suivi
d'un tremblement convulsif; la Nature
dirigeoit ses efforts vers les parties irri-
tées , & la malade recouvroit l'usage
de ses sens, dès-qu'une crise salutaire,
(si je peux m'exprimer ainsi ,) avoit
remis le calme dans des organes aussi

---

long-temps , doit être regardé comme nécessaire dans
l'éducation ; il est devenu en Allemagne un livre
classique , & il est à souhaiter qu'il le devienne par-
tout.

impétueux. Cette obfervation prouve évidemment ce que dit St. AUGUSTIN, que quand on s'abandonne trop mollement aux plaifirs, ces plaifirs deviennent coutume, & cette coutume néceffité. Mais quelquefois auffi, ces accidens furviennent à des jeunes perfonnes que l'ufage des plaifirs n'a pu corrompre, & dont l'imagination n'a jamais été enflammée par le moral de l'amour. L'on en verra un exemple lorfque je traiterai de la Puberté. ZACUTUS LUSITANUS, parle d'une fille qui tomboit dans un état affreux, & pour laquelle tous les remèdes étoient inutiles. Cet habile praticien eut recours à un peffaire âcre qui produifit le même effet que dans la femme dont parle M. TISSOT, & la malade fut guérie dans l'inftant. HOFFMAN, (& cette obfervation vient ici fort à propos,) nous a confervé l'hiftoire d'une Religieufe qu'on

C v

ne pouvoit tirer du paroxyfme hyftéri-
que, qu'en ayant recours à des moyens
fur lefquels je dois paffer légérement.....
Il eft trifte d'entrer dans un certain détail fur les fecours qui peuvent foulager
un tempérament irrité, lorfque ces fecours, quoique néceffaires, font un ou-
trage fait à la Nature.

TANDIS que quelques hommes attaquent le célibat monaftique avec des armes téméraires, dont ils s'efforcent de
toucher jufqu'aux dogmes facrés de la
Religion, les Médecins en refpectant ce
que l'état peut avoir de bon en lui-
même, ne s'attachent qu'aux abus qui
s'y trouvent. Ils favent, comme je l'ai déjà dit, qu'il y a des tempéramens indomp-
tables, & c'eft pour les perfonnes de
cette conftitution qu'ils ont fait voir les
maladies que pouvoit faire naître le célibat. Ils n'ont point confidéré cet état

relativement à la population, ils ont feulement approfondi les défavantages phyfiques qui en réfultoient pour chaque individu.

Le Docteur JACQUES a donné une thèfe dans laquelle il cite beaucoup de maladies produites par la privation des plaifirs vénériens (*a*). Le Docteur RENEAUME a traité le même fujet dans une thèfe fur la *virginité clauftrale* (*b*). M. ZINDEL a publié une differtation dans laquelle il a raffemblé des obfervations frappantes fur les maladies que peuvent produire une trop grande chafteté. M. DE SAUVAGES a traité les dangers de la privation des plaifirs de l'amour, pour les femmes dont le tempérament eft incompatible avec

---

(*a*) *An ex negato veneris ufu morbi?* 1722.

Cette thèfe, traduite par M. de la METTRIE, fe trouve dans les œuvres de ce Médecin.

(*b*) Cette thèfe eft encore indiquée par M. de la METTRIE.

la continence. Elles sont selon cet habile Médecin d'autant plus les victimes de leur feu, qu'elles cherchent à le cacher plus soigneusement, & elles tombent dans la tristesse, l'insomnie, le dégoût, la maigreur, &c. Il ajoute une observation qui fournit peut-être, dit M. TISSOT, l'exemple de la plus rude épreuve à laquelle le tempérament combattu ait jamais exposé. C'est celle d'une jeune fille qui dévorée par son feu, & conservant son ame pure avec une force étonnante, étoit sujette à des pollutions, même dans le temps qu'elle gémissoit de son malheur aux pieds d'un confesseur décrépit & dégoûtant.

AVEC quel chagrin je me vois obligé de faire passer sous les yeux du lecteur, des observations aussi affligeantes ! Il est néanmoins nécessaire qu'elles soient mises au grand jour. Puissent-elles éclairer les hommes sur un sujet aussi important, & d'où dépend souvent le bonheur de leur vie.

CHAPITRE III.

Des remèdes que l'on croit capables de dompter l'Amour.

» EN quelque lieu que vive un hom-
» me lascif, dit VENETTE,
» il est toujours embarrassé de son tem-
» pérament amoureux. La vertu ne
» peut rien où l'amour agit naturelle-
» ment, & la Religion même a trop
» peu de pouvoir sur son ame pour re-
» tenir ses premiers mouvemens, &
» pour vaincre sa complexion, qui lui
» fournit à toute heure des objets dont
» son imagination est échauffée. » (*a*)
Après avoir parlé ainsi, est-il étonnant

(*a*) *La génération de l'homme*, &c. deuxième partie, chap. V. art. 4.

Pour appuyer ce passage de VENETTE, on peut

que ce Médecin ne marque que peu de confiance dans les remèdes qu'on emploie pour dompter le tempérament ? Il en accorde néanmoins trop à quelques-uns, parce qu'il en a parlé selon les anciens, qui jugeoient très-souvent un remède d'après des idées superstitieuses, plutôt que par l'analyse & les vraies propriétés.

S 1 je demande s'il y a des moyens efficaces pour dompter l'amour, on me répond en nommant une foule de remèdes, & l'on vante sur-tout la puissance merveilleuse de l'*agnus-castus*, si répandue dans les lieux consacrés à la continence. Nous verrons si l'efficacité

---

lire le chap. XXX. du livre 10. des Confessions de ST. AUGUSTIN. On y verra que le jeûne, les macérations, &c. ne pouvoient s'opposer à ce que les choses réelles, qui frappoient les yeux de ST. AUGUSTIN, ne fissent en lui de vives impressions pendant le sommeil..... *Tant l'illusion de ces vains phantômes, dit-il, a de pouvoir sur mon corps & sur mon esprit pendant le sommeil !*

de cet arbriſſeau eſt auſſi ſûre qu'on le
prétend ; mais quand cela ſeroit, faudroit il l'employer tout - à - coup pour
dompter une conſtitution que l'on ne
peut changer ſubitement ſans y introduire des maladies graves ?

LE tempérament peut varier quelquefois par des cauſes dépendantes du
climat, du régime, des occupations, &c.
mais il faut du temps pour que cela
s'exécute. Le tempérament des habitans
de la Grèce a paſſé en France ; on le
retrouve chez les Suédois, qu'on appelle par cette raiſon les François du
Nord ; avant cinquante ans, ſelon M.
CLERC, ce même tempérament deviendra celui des Ruſſes. Les Pariſiens
d'autres fois étoient ſérieux, peut-être triſtes.... J'aime le Pariſien, diſoit l'Empereur JULIEN, parce qu'il eſt ſérieux &
grave comme moi. Voilà des tempéramens Nationaux entiérement changés ;

je n'ofe décider fi c'eft à leur avantage
à tous égards; mais qu'il a fallu de temps
pour opérer ces métamorphofes ! C'eft
l'ouvrage des fiécles , & non celui des
rafraîchiffans , des calmans ! Lorfque je
confidère les efforts que font les maîtres
d'éducation , pour brifer fubitement le
tempérament de leurs élèves qu'on
deftine au célibat , je crois voir des
enfans jetter des grains de fable dans un
torrent rapide , dans l'efpérance d'en arrêter le cours ; je crois voir ces mêmes
enfans s'efforcer d'enlever à la terre ,
avec des mains foibles , un chêne ma-
jeftueux qui a vu naître leur père. Ils
ne pourront feulement troubler l'eau ,
ni ébranler le coloffe qu'ils attaquent.

Il n'en eft pas de même des remèdes
qu'on emploie pour dompter la conftitution de l'homme, ils ne l'anéantiront
pas , mais ils feront des ravages affreux. Ne changeons rien avec préci-

pitation, a dit le Père de la Médecine,
ou il en résultera des maladies auxquelles il sera difficile de remédier.

Pourquoi ? C'est parce que l'homme
naît avec une constitution primitive
qu'il faut adoucir si elle s'oppose à son
bonheur, mais par degré, sans rien irriter, sans employer des moyens, qui sans
remplir les vues que l'on a, troublent
l'économie animale, en jettant la langueur, la foiblesse, dans les fonctions
naturelles ; l'épaississement, la stagna-
tion dans les humeurs ; l'obstruction dans
les viscères ; l'imbécillité dans les fonctions de l'ame.

Les moyens qu'on emploie ordinairement pour diminuer l'ardeur qui porte
aux plaisirs de l'Amour, font les narcotiques, remèdes qui engourdissent, &
jettent celui auquel on les administre
dans la stupéfaction ou stupidité. On
croit qu'en procurant un sommeil lé-

thargique on ôte aux organes qui filtrent
& préparent la liqueur prolifique , leurs
facultés. On a raiſon , mais on devroit
ſe rappeller auſſi , que les ſomnifères
agiſſent également ſur toutes les fonctions animales , & mêmes ſur celles de
l'eſprit. Les Grecs ont nommé ces
remèdes *hypnotiques* , & les ont regardés ainſi que les narcotiques , comme des remèdes dont la vapeur ſub-
tile , nuiſible , & *ennemie de la Nature* ,
diminue ou empêche entièrement le
mouvement & le ſentiment des parties
ſolides. Ils regardoient comme poiſons ,
des ſubſtances qui en diminuant la circulation , ſupprimoient les ſecrétions ,
ôtoient l'appétit , faiſoient perdre la
mémoire , procuroient à la vérité le
ſommeil , mais excitoient des ſonges
triſtes , remplis de viſions effrayantes. Il
n'y a rien , ſelon Féderic HOFFMAN ,
de plus capable dans la Nature de ren-

dre promptement hébété & stupide un homme de bon sens & d'esprit, que l'u-sage des narcotiques. C'est une expérien-ce certaine & incontestable, dit encore HOFFMAN, que les anodins pris en trop grande quantité par les enfans, leur font contracter une stupeur d'esprit & de mémoire, qui dure très-long-temps (*a*).

ON ne fait pas toujours usage des narcotiques & des somnifères, tels que ceux que fournissent la mendragore, la *bella-dona*, le *stramonium*, la pomme d'amour, la jusquiame, & plusieurs au-tres que la témérité & l'ignorance ont fait employer sans connoissance & sans discernement. On a plus souvent recours à d'autres compositions dans lesquelles on fait entrer l'opium, & qui par-là seulement peuvent devenir funestes,

____

(*a*) Voyez le *Dictionnaire universel de Médecine*, &c. à l'article *Narcotica*.

L'opium ! moyen terrible de procurer du repos à un corps agité : remède que les Médecins ne peuvent employer avec trop de circonspection, & qui faisoit trembler GALIEN chaque fois qu'il avoit à l'administrer *(a)*.

SI j'avois encore besoin du suffrage des anciens, SCRIBONIUS LARGUS, CELSE, AETIUS, DIOSCORIDE, PLU-

---

(a) L'Opium, si l'on en croit beaucoup d'Ecrivains, agit bien différemment sur tous les hommes. On sait l'usage immodéré qu'en font les Eygptiens, les Turcs, & on dit que l'opium est pour eux un *aphrodisiaque* qui augmente la joie & le courage en procurant une sorte d'ivresse particulière. Nous verrons ailleurs que ces peuples, & sur-tout les Chinois, en tirent parti pour s'exciter à l'Amour. WEDELIUS assure dans son traité *de Opio*, que l'opium cause aux personnes d'un tempérament chaud, des pollutions nocturnes & un priapisme continuel. Il est donc contraire, même pour remplir l'objet que l'on a, lorsqu'on le fait prendre pour appaiser la fougue des desirs vénériens. Nous examinerons au reste, en parlant des remèdes que l'on croit propres à exciter à l'Amour, ce que l'on dit des effets merveilleux de l'opium, & ce qu'il faut en croire.

TARQUE , &c. me fourniroient des armes contre ces remèdes funeftes , qui
ont tant d'influence fur le corps & fur
l'efprit, lorfqu'ils font adminiftrés mal-
à-propos.

L E *vitex* ou *l'agnus - caftus* doit la
réputation dont il jouit à l'ufage qu'en
faifoient les anciens. DIOSCORIDE (*a*)
nous apprend que les Dames d'Athè-
nes s'en fervoient aux cérémonies que
l'on faifoit en l'honneur de C E R È S.
Elles dreffoient avec les branches &
les feuilles de cet arbriffeau , les lits
auxquels elles donnoient leur virginité à
garder , parce que c'étoit une opinion
répandue parmi elles , que l'odeur de
l'agnus - caftus combattoit les penfées
amoureufes , & écartoit les fonges laf-
cifs. Cette confiance dans *l'agnus-caftus*

____

(*a*) *Commentaire de* MATTHIOLE , *fur le* I. *liv.*
de DIOSCORIDE. Chap. CXVI.

a paffé jufqu'à nous , & on fait ufage
dans les monaftères , intérieurement &
extérieurement des femences & des feuilles de cet arbre merveilleux. Quant à
l'application des branches en forme de
ceinture , je ne vois pas qu'il y ait aucun mal ; elles rempliroient même les
vues que l'on fe propofe , fi le proverbe
qui dit *intention fait tout*, étoit fondé
fur la vérité. L'ufage que l'on fait de la
graine intérieurement eft peut être moins
indifférent.

E L L E a , fi l'on en croit ceux qui
vantent fes miracles, la propriété d'anéantir les defirs , en tuant , pour ainfi
dire , le corps & l'efprit. Heureufement
pour le bien de l'humanité les vertus
extraordinaires de cette graine ne font
pas mieux avérées que celles des branches. M. CHOMEL , Médecin du Roi ,
de l'Académie des Sciences , convient
que la femence de *l'agnus-caftus* dont

on a fait une émulsion avec l'eau de Nénuphar, est utile pour calmer les accès de la passion hystérique, mais il est fort éloigné de croire que ce remède soit capable de réprimer les mouvemens impétueux de la chair. Un Pasteur, d'une piété consommée, & d'un zèle apostolique, dit-il, (en parlant de M. C H O M E L, Curé de St. Vincent de Lion) a fait beaucoup valoir dans ses lettres, & dans son *Dictionnaire Economique*, un remède qu'il composoit & qu'il gardoit comme un secret infaillible pour conserver la chasteté : je défère beaucoup à son témoignage ; mais je n'ai pas encore d'assez sûres expériences de ce remède pour l'établir comme un spécifique, capable de procurer une vertu si difficile à pratiquer sans le secours d'une grace surnarurelle (*a*). Eh !

(*a*) *Abrégé de l'histoire des Plantes usuelles*, &c. troisième édition, vol. I.

que seroit-ce d'une plante qui auroit la propriété d'empêcher non-seulement les desirs, mais encore de s'opposer à la création, à la filtration de cette liqueur précieuse qui annonce la force, la santé, & à laquelle on les doit peut-être. Non, la Nature n'a pas mis sur la terre une plante qui pût placer l'homme de beaucoup au-dessous de la brute ; la Nature n'a pas dicté les loix des mystères de CÉRÈS ; elle n'a pas mis dans la main d'un tyran, le glaive cruel qui doit priver l'homme de la moitié de son existence ; elle n'a pas non plus accordé à l'*agnus-castus* des vertus qui seroient si funestes à l'humanité !

ON place aussi le *Nénuphar* (*a*) au rang

(a) Il y a deux espèces de *Nénuphar* ou *lis d'étang* : celui dont il est question, est le *Nénuphar blanc.* (*Nymphæa alba.*) On l'emploie comme humectant & rafraîchissant ; il est aussi narcotique, & par conséquent propre à calmer le trop grand mouvement des humeurs.

rang des moyens capables d'appaiſer les
deſirs amoureux. PLINE dit (*a*) que
ceux qui en prendront pendant douze
jours, ſe trouveront incapables de con-
tribuer à la propagation de l'eſpèce; &
que ſi l'on en uſe l'eſpace de quarante
jours, on ne ſentira plus les aiguillons
de l'Amour. Il ſeroit inutile de rapporter les raiſons données par les Anciens,
pour prouver l'efficacité de cette plante,
& comment la froideur jointe à la ſé-
chereſſe fait tarir les ſources de la génération.

CE que j'ai dit de l'*agnus-caſtus*,
doit décider ſur les merveilles du nénuphar. Il y a néanmoins une réflexion à
faire ſur l'uſage de cette plante. On
aſſure que les Turcs en font macérer les
fleurs dans l'eau, s'en frottent les nari-
nes, & boivent beaucoup de cette

(*a*) *Hiſtoire du Monde.* LIVRE XXV. Chap. 7.

infusion. Ces hommes robustes, qui mettent leur félicité présente & à venir dans la jouissance du physique de l'Amour, ne se serviroient pas de cette plante, s'ils avoient observé qu'elle fût capable d'altérer & diminuer sensiblement leurs plaisirs.

L'OBSERVATION suivante prouvera moins la vertu du nénuphar, que le pouvoir de l'imagination dans un homme simple & crédule.

Un artisan ayant un panaris, fut dans un de ces hôpitaux où l'indigence trouve des secours, pour y demander quelques emplâtres en grande réputation dans le pays. La *Sœur* qui avoit le département de la pharmacie, fut obligée d'entendre quelques propos libres que lui tint un jeune homme qui accompagnoit le malade. On s'en plaignit au Chirurgien de la maison qui se trouvoit dans la salle ; celui-ci dissimula, retint les deux hommes, &

fous prétexte de charité leur fit propofer une *pitance*; ce qu'ils acceptèrent volontiers. Le repas fait, il dit gravement, en s'adreffant à l'égrillard ; mon ami tu peux à préfent fréquenter cette maifon fans que tes difcours y foient un fujet de fcandale; je viens de te faire prendre de quoi t'ôter, même jufqu'aux defirs. Le jeune homme ne parut pas faire beaucoup d'attention à cette menace ; mais l'ayant rapportée à fes camarades, ceux-ci lui troublèrent tellement l'imagination, en lui perfuadant qu'on lui avoit donné le *nénuphar*, que ce malheureux commença à fe croire incapable de s'unir à une affez jolie fille qu'il devoit époufer quelques temps après. Il le devint en effet, & ce ne fut que peu à peu & en fe fervant d'un *homme à fecrets*, (*a*) qu'on parvint à

____

(*a*) Cet homme étoit un maréchal qui jouiffoit de la réputation de forcier. Il donna d'abord à fon

lui donner une sorte de confiance en ses facultés.

Si l'on omettoit de parler du *camphre*, (*a*) quelques personnes pourroient croire que l'on a craint d'attaquer les vertus merveilleuses par lesquelles cette substance s'oppose à l'Amour. En effet, les anciens ont été très-persuadés de son efficacité dans ces circonstances ; & parmi les modernes, quelques-uns y ont encore une certaine confiance. Dans le siécle passé, au rapport de SCALIGER, on regardoit le camphre comme un réfrigérant ; on le faisoit sentir

___

malade quelque potions *échauffantes*, qui ne firent effet que lorsqu'il lui eût persuadé que le Diable prenoit beaucoup de part à sa situation.

(*a*) Le camphre est une résine qui découle du tronc & des grosses branches d'une espèce de laurier fort commun au Japon. Les Hollandois nous apportent cette substance toute brute, & en forment chez eux des masses qu'ils distribuent ensuite en France, &c.

& mâcher aux Moines pour éteindre la concupiscence (*a*)

Camphora per nares castrat odore mares.

NOUS avons encore la même observation à faire qu'à l'égard du nénuphar : les Indiens mêlent le camphre avec des substances âcres & aromatiques, & en forment des trochisques qu'ils mâchent plusieurs fois le jour. L'usage journalier qu'en font ces hommes avides de plaisirs, ne doit pas faire regarder le cam-

---

(*a*) Il falloit avoir beaucoup de crédulité pour s'imaginer que le camphre pût produire des effets aussi marqués. L'attouchement du camphre n'est pas néanmoins indifférent. BARTHOLIN dans ses observations, nous parle d'un Apothicaire qui perdit le sens de l'odorat pour avoir souvent manié cette drogue. Elle est employée avec succès par les Médecins dans plusieurs circonstances. Les Arabes l'ont introduit dans la matière médicale, & RASES, AVICENNE, SÉFA, MESUÉ, BOERHAAVE, HOFFMAN, LEMERI, SYDENHAM, &c. ont employé cette substance dans une infinité de maladies qui exigeoient un remède calmant, sédatif, antiputride & résolutif.

phre comme capable d'appaiſer la violence des deſirs amoureux. On peut
encore ajouter ce que dit VÉNETE :
que les hommes employés à la purification du camphre à Veniſe & à Amſ-
terdam, ſont très amoureux & très féconds. C'eſt donc mal-à-propos que
quelques Auteurs l'ont nommé *ligatura*
& *vinculum veneris*, puiſque WEDE-
LIUS & d'autres Médecin, ont obſervé
que cette ſubſtance eſt d'une efficacité
ſingulière pour augmenter le mouvement
du ſang, & qu'adminiſtrée, lorſque les
humeurs ſont dans une trop grande fer-
mentation, elle ne fait qu'augmenter
l'inſomnie, la chaleur & la ſoif.

IL ne faut pas croire que le camphre
ſoit un remède qu'on peut donner à
tout le monde indifféremment. L'uſage
que l'on en fait exténue, amaigrit les
perſonnes graſſes & qui ont beaucoup
de féroſité. Il peut bien, ſelon STEN-

ZELIUS rendre impuissans ceux qui manquent de sucs gélatineux & qui sont privés du véhicule nécessaire, pour la secrétion de la semence, (c'est-à-dire, qu'il peut rendre inhabiles à la génération ceux qui n'en sont pas capable ;) mais il n'a point la vertu de prévenir la sérétion du fluide animal, ni d'empêcher l'érection de la verge d'où dépend la génération. Enfin, de quelque efficacité que soit le camphre, lorsqu'il est ordonné par les Médecins, (*a*) il peut devenir funeste lorsqu'il est employé par l'ignorance & le fanatisme. Il devient funeste à ceux

----

(*a*) Un Médecin de Nuremberg avoit une si grande confiance en l'huile de camphre, qu'il se faisoit fort de guérir de la peste quelque personne que ce fût avec quelques gouttes de cette huile. HENISIUS, Médecin de Vérone, découvrit une huile anti-pestilentielle tirée du camphre, qui produisit des effets si extraordinaires pendant tout le temps que la peste régna à Vérone, qu'on lui érigea une colonne triomphale pour éterniser les services qu'il rendit à l'État.

qui ont le cerveau ou l'estomac affoibli, il l'est sur-tout aux gens d'étude qui mènent une vie sédentaire, & aux femmes d'une complexion délicate : il remédie aux vapeurs hystériques de celles dont la constitution est forte, mais il cause ces accidens aux personnes dont le systême nerveux est dans un état de foiblesse ; son odeur suffit quelquefois pour les occasioner.

On me dispensera volontiers de suivre ici tous les moyens que nous ont indiqués les anciens pour réprimer l'amour. On doit regarder les cures surprenantes qu'ils faisoient par les *antiaphrodisiaques*, comme autant de fables, à moins que l'on ne convienne, avec quelques Auteurs, que nous ne possédons plus l'agnus - castus des anciens, le camphre de l'Isle Bornéo tant vanté, le véritable testicule de chien ou *orchis*, &c. Il ne faut donc pas croire à la lettre, tout ce qu'avance DIOSCORIDE & fon Commentateur, ou il faut regarder la graine de laitue, le pourpier, la rue, la graine de chanvre, la racine du glayeul, la ciguë, la menthe, les fleurs du rofier jaune, celles du grenadier, &c. comme capales d'opérer des prodiges.

MAIS il s'en faut beaucoup qu'on doive y ajouter foi. Quelle confiance doit-on à MATTHIOLE, lorfqu'il dit qu'étant à Venife, il vit un homme condamné à être pendu, auquel toutes les portes furent ouvertes, les ferrures rompues par l'attouchement d'une plante avec quelques *fignacles* ? Lorfqu'il avance qu'une efpèce d'aconit fait mourir les femmes, fi on les touche avec cette plante à une certaine partie que l'on me difpenfera de nommer? Lorfqu'il parle de l'herbe nommée *fcythica, qui eft grande*

ment estimée, parce qu'en la tenant en
la bouche, on ne sent ne faim, ne soif?
Quelle confiance doit-on avoir dans un
homme qui assure qu'une plante a la
vertu de ressusciter les morts ? *Par la
même* herbe, dit-il, THILO *tué par
un dragon, il reçut vie.* (*a*) Après avoir
lu ces absurdités, je ne croirai pas que,
si un homme trouve le testicule de chien
(*cynosorchis* des Grecs) & qu'il mange
la plus grosse des deux bulbes qui composent la racine de cette plante, il engen-
drera des mâles; & que, si une femme fait
usage de la plus petite, elle aura des femelles. Je ne croirai pas non plus, que la
première de ces bulbes ait eu le pouvoir
de procurer à un Indien robuste, soixante
& dix fois de suite l'extase de la jouissan-

(*a*) Voyez la *Dédicace des Œuvres* de DIOSCO-
RIDE à MAXIMILIEN II, *Empereur des Romains,
aux Électeurs & aux autres Princes de toute l'Allemagne, par* P. A. MATTHIOLE.

ce, tandis que l'ufage de la plus petite eft capable, felon le même Auteur, d'éteindre fubitement l'ardeur vénérienne. (*a*)

QUOIQU'EN aient écrit les anciens, on peut raifonnablement douter que de leur temps même, on ait eu la plus grande confiance aux remèdes que nous venons d'indiquer. Je tire cette induction des moyens furnaturels & fuperftitieux auxquels on avoit recours. On a beau répéter que de tous temps le peuple a couru après le meveilleux, ce même peuple n'a recours aux prétendus forciers pour être guéri de la fiévre, qu'après qu'elle a réfifté à la petite centaurée ou au quinquina. Ainfi les amulettes, les bracelets, les anneaux enchantés,

---

(*a*) *Commentaire* de MATTHIOLE fur le IIIe. Liv. de DIOSCORIDE.

J'aurai occafion de parler de *l'orchis*, en traitant des remèdes que lon donne pour exciter à l'Amour, & nous verrons alors ce que l'on doit croire de fes vertus tant exaltées.

D vj

les talifmans, les plantes facrées d'HER-
MÈS, enfans de l'ignorance & de la
fuperftition, ont de leur naiffance au
peu d'efficacité des moyens naturels
qu'on employoit pour conferver la fanté,
ou guérir ceux qui l'avoient perdue. Toutes les Nations fe font empreffées de
trouver des moyens pour conferver la
chafteté à ceux qui en avoient fait
vœu, & s'appercevant que ni les remèdes en qui ils avoient eu confiance
jufqu'alors, ni les punitions terribles que
la loi infligeoit, n'étoient pas toujours
capables de dompter la Nature, ils eu-
rent recours aux moyens qu'ils crurent
furnaturels. Quelques peuples admirent
trente-fix Dieux, d'autres trente-fix Dé-
mons, habitans de l'air, qui s'étoient
partagés l'empire du corps humain di-
vifé en autant de parties, dont chacune
avoit pour protecteur une Divinité qui
portoit le même nom, & que l'on in-

voquoit pour la partie souffrante sur laquelle elle avoit pouvoir. Il ne faut pas
douter que celles qui avoient tant de
relation avec la chasteté, ne fussent confiées aussi à la garde de quelque intelligence surnaturelle.

CETTE façon d'agir a toujours été
la marche de l'esprit humain, lorsque
les ténèbres de l'ignorance obscurcis-
soient la raison. Lorsque l'on a reconnu
l'impuissance de la Médecine dans certaines circonstances, on a eu recours à
la magie. L'inéfficacité des moyens naturels qu'on croyoit capables d'éteindre
l'Amour ou de l'exciter, a fait recourir
aux prétendus noueurs d'éguillettes, ou
aux philtres dont ont tant parlé les Anciens, & sur-tout les Poëtes.

MAIS, pour revenir à mon objet,
s'il fut un anti-aphrodisiaque puissant,
c'est, si l'on en croit quelques Auteurs,

le *nitre* si célèbre chez les anciens pour procurer la fécondité. Long-temps avant PLATON, on avoit composé des livres exprès, pour étaler le mérite de ce sel : les modernes lui ont attribué avec un enthousiasme merveilleux la faculté de coopérer à la réproduction de tout ce qui existe dans la Nature (*a*). Les Anglois sur-tout, & parmi eux le Chancelier BACON, ont fait tous leurs efforts pour placer le nitre dans toutes les opérations de la Nature. BACON assure, dans l'ouvrage qu'il a intitulé *Historia vitæ & mortis*, qu'un scrupule de nitre étoit capable de prolonger la

----

(*a*) On peut mettre au rang des principaux Apologistes du nitre, PLINE, VALESIUS, PARACELSE, VIGÉNERE, RAYMOND LULLE, PALISSY, GLAUBER, M. DE LA CHAMBRE, & beaucoup d'autres. On peut voir dans les *Curiosités de la Nature & de l'art sur la végétation*, par l'Abbé de VALLEMONT, ce que les anciens Philosophes & plusieurs modernes ont écrit sur le nitre; l'enthousiasme de quelques-uns amusera le Lecteur.

vie. Le Chevalier D I G B Y affirme la
même chose. Ce sel exhalté (*a*) , dit-il,
dans son *Discours sur la végétation* , &
mis en mouvement par les naissantes
chaleurs du printemps , se mêle dans
le suc des plantes & dans le sang des
animaux , & sollicite les unes & les
autres à la multiplication de leurs espèces. De-là viennent cette joie & ce
rajeunissement charmant, que le printemps fait briller sur toute la Nature....
Et ce même nitre , bien préparé pour
l'usage de l'homme, répareroit de temps
en temps le dépérissement que causent
les années, & lui procureroit ce précieux rajeunissement que l'Ecriture-
Sainte reconnoît dans l'Aigle.... *Re-*

(*a*) Il faut adopter le nitre comme répandu dans
toute la Nature, & circulant sans cesse d'un règne
à l'autre. B O Y L E disoit du nitre, qu'il n'y avoit
pas dans l'univers de *sel plus catholique* , c'est-à-dire,
plus universellement répandu dans le monde élémen-
taire.

novabitur aquila juventus tua (*a*).

VOILA donc le nitre reconnu par les plus célèbres Philosophes pour un puissant moyen d'augmenter la population, de conserver la santé, de rappeller les plaisirs dans des organes qui n'en paroissent plus susceptibles. C'étoit pour remplir ces vues, que Milord BACON, en faisant l'apologie du nitre, étoit parvenu à le rendre chez les Anglois, d'un usage si familier, qu'on l'employoit dans presque toutes les maladies. On le prenoit même dans la meilleure santé, comme un préservatif. Avec de bonnes intentions, il n'est pas toujours possible de satisfaire tout le monde ; voici un fait qui, s'il est bien vrai, le prouvera. On nous dit (*b*) que les femmes prof-

---

(*a*) Voyez l'ouvrage de l'Abbé DE VALLEMONT, prem. part. chap. VI.

(*b*) Voyez les *Anecdotes de Médecine*, &c. deuxieme part. CXXXIIe. observation.

crivirent bientôt ce remède. Elles trouvèrent que leurs maris étoient moins
portés à satisfaire leurs defirs depuis que
l'ufage du nitre étoit devenu général.
Elles s'en prirent au Chancelier qui
l'avoit répandu. Elles crièrent à la for-
cellerie, au maléfice, &c. &c. On a
fouvent fait beaucoup de bruit pour des
objets de moindre importance ; ainfi je
trouve les plaintes des Angloifes fondées
fur de bonnes raifons. Il ne faut donc
plus chercher ailleurs un réfrigérant que
l'on peut employer fans courir aucun
danger : le nitre fera ce que n'a pu le
fupplice affreux auquel étoient condam-
nées les veftales qui fuccomboient fous
le poids de la chafteté. Mais on me permettra quelques obfervation. Le Chancelier BACON n'avoit accrédité le nitre
qu'après avoir fait beaucoup d'expériences ; ce zélé citoyen ne l'auroit
pas répandu avec tant de feu, s'il fe

fût apperçu de l'atteinte cruelle qu'il portoit à la multiplication de l'eſpèce. Le nitre eſt un puiſſant remède, dans les cas où il faut s'oppoſer à une diſpoſition inflammatoire du ſang ; ce ſel eſt d'une nature ſi particuliere, qu'il n'y a rien dans la Nature, ſelon Fédéric HOFFMAN, à quoi on le puiſſe comparer : mis ſur la langue, il la refroidit ; pris intérieurement, il produit le même effet ſur tout le corps ; & diſſout dans de l'eau, il en augmente la fraîcheur. Par ces qualités, il peut bien appaiſer un peu la trop grande efferveſcence des liqueurs, dans un homme que la force de la jeuneſſe & les feux de l'Amour portent avec violence vers la volupté ; mais ce ſel a-t-il la vertu d'agir ſur un époux qui ſuit pas à pas l'impulſion de ſon tempérament (*a*) ? A-t-il la faculté

____

(*a*) M. TISSOT conſeille, à la vérité, pour rendre les pollutions nocturnes moins fréquentes, une drag-

d'affoupir les organes du plaifir, au
point que les femmes aient été en droit
de charger de malédictions le célèbre
Baron de Verulam ? au point de faire
crier au maléfice ? Je ne le crois pas ;
& fi, comme on l'affure, les femmes
ont fait beaucoup de bruit, j'aime mieux
croire qu'elles crient quelquefois pour
peu de chofe, que de me perfuader
que l'ufage du nitre, que l'on admet
dans tous les corps fublunaires, & qui
y joue un fi grand rôle, ait la funefte

---

me de nitre diffoute dans une bouteille d'eau ; mais
cet habile Médecin obferve en même-temps, qu'il a
vu un malade dont on vouloit calmer les fignes de
puiffance les moins équivoques, auquel le nitre étoit
contraire, puifqu'au lieu de détruire les fymptômes
de la maladie, il les augmentoit. J'attribuai, dit-il,
cet effet à deux caufes ; l'une, c'eft qu'il avoit les nerfs
très-foibles, & dans ces tempéramens le nitre agit
comme irritant ; l'autre, c'eft qu'il augmentoit con-
fidérablement les urines, la veffie fe rempliffoit plus
promptement pendant la nuit, & l'on fait que la tenfion de la veffie eft une des caufes déterminantes des
pollutions.

vertu de tuer les individus que chaque homme doit à la postérité. D'ailleurs, BACON, ne conseilloit-il l'usage du nitre qu'aux hommes seulement ? Si les femmes en prenoient, avoit-il la faculté d'exciter les sens dans un sexe tandis qu'il rendoit l'autre insensible ? Ne croyons pas aveuglément toutes les anecdotes qui se trouvent dans l'histoire des Sciences & des Arts Il ne faut pas que, parce qu'elles ont pour objet une Nation entière, nous y ajoutions plus de foi. On hazarde une plaisanterie ; & personne ne s'attache à la détruire, parce qu'elle réjouit & qu'elle prête à la malignité.

IL en est du nitre, comme de l'opium & du camphre ; tandis qu'on le conseille comme réfrigérant, nous voyons des Nations qui s'en servent pour s'exciter à l'Amour, ou du moins à la génération. SENEQUE attribue la fécon-

dité des femmes de l'Egypte aux eaux
du Nil. S'il faut en croire PLINE, les
femmes du bord de ce fleuve ont quelquefois sept enfans d'une couche. THÉO-
PHRASTE, LIBAVIUS, & d'autres Auteurs, attribuent cette merveilleuse fécondité aux particules nitreuses diffoutes
dans les eaux du Nil.

IL réfulte donc de ce que je viens
d'avancer, qu'il n'y a pas abfolument
un remède qu'on puiffe adminiftrer avec
la certitude de dompter l'Amour, ou
du moins le penchant irréfiftible qui nous
porte vers la jouiffance. C'eft une affaire de tempérament que la Médecine
ne peut affoiblir au point d'en être vic-
torieufe ; & dans les hommes qui paroiffent dès leur enfance enclins au libertinage, il faut des efforts furnaturels
pour adoucir les paffions amoureufes.
Les précautions qu'il y auroit à pren-

dre en élevant la jeunesse, tiennent à
de grands principes qui pourroient devenir dangereux dans les mains du peuple, & qui nuisant à l'accroissement &
au développement de chaque individu,
causeroient la dégénération de l'espèce
dans la postérité.

M. TISSOT a vivement senti de
quelle importance il seroit pour l'éducation, de trouver les moyens les plus
sûrs & les moins dangereux, de préserver la jeunesse des violens désirs qui la
portent à des excès, d'où naissent des
maladies affreuses. Personne, je crois,
n'est plus en état que cet habile Profes-
seur de donner aux Nations (*a*) un traité
sur cette matière. M. ISELIN, Secrétaire d'Etat à Basle, écrivit à M. TISSOT
pour l'exciter à ce travail. « Je ne doute

______

(*a*) Le succès des ouvrages de M. TISSOT ; les tra-
ductions que l'on en a faites, chez plusieurs Nations,
m'autorisent à parler ainsi.

» pas , dit cet homme respectable dans
» sa lettre , je ne doute pas qu'il n'y
» ait une diète qui favorise particulié-
» rement la continence ; je crois qu'un
» ouvrage qui nous l'enseigneroit , joint
» à la description des maladies produites
» par l'impureté , vaudroit les meilleurs
» traités de morale sur cette matière ». Il
a sans doute bien raison , ajoute M.
TISSOT (*a*) ; rien ne seroit plus important que cette addition , au traité de
l'Onanisme que desire M. ISELIN ; mais
rien de plus difficile en la séparant des
autres parties de l'éducation , non-seulement médicinale , mais morale. Pour
traiter cet article à part , si l'on vouloit
le traiter bien , il faudroit établir un
grand nombre de principes...Ainsi , il
vaut mieux renvoyer ce traité à faire
partie d'un plus considérable , sur les

(*a*) Voyez l'*Onanisme* , art. III. sect. X.

moyens de former un bon tempérament, & de donner aux jeunes gens une
santé ferme ; matière qui, quoique traitée par d'habiles gens, n'est pas encore
épuisée, tant s'en faut, & sur laquelle
il y a une foule de choses extrêmement
importantes à ajouter, aussi - bien que
sur les maladies de cet âge. Ainsi, malgré moi, ajoute M. TISSOT, je ne
toucherai point ici cet article.

La terminaison du passage que l'on
vient de citer, fait entrevoir que nous
avons lieu d'attendre un nouvel ouvrage
de M. TISSOT, concernant l'éducation physique, & les maladies des
enfans. Puisse ce célèbre Praticien ne
pas nous faire attendre long temps un
ouvrage que la réputation de l'Auteur
nous fait desirer avec la plus vive impatience ! On y trouvera sans doute
les préceptes les plus sages, qui sortant
des principes généraux, & de la réunion

du

du physique au moral, donneront le
meilleur plan d'éducation, relativement
aux soins qu'il faut prendre pour prévenir les passions & sur-tout l'Amour.

L'OISIVETÉ, l'inaction, le trop long
séjour au lit, un lit trop mol, une diète
succulente, aromatique, salée, vineuse,
les amis suspects, les ouvrages licen-
cieux, étant des causes assez ordinaires
de l'émotion du tempérament, on ne
peut les éviter avec trop de soin.

LES exemples que nous avons sous
les yeux, & ceux que nous a transmis
l'histoire, suffisent pour prouver que les
hommes oisifs & dans l'inaction, sont,
je ne dis pas les plus robustes, mais les
plus voluptueux des hommes. Or, c'est
la force des individus qui établit celle
des Empires; & il est aisé de s'en convaincre en jettant un coup d'œil sur l'o-
rigine, l'accroissement, & la décadence
des Etats.   E

L'HOMME oisif doit avoir l'imagination plus vive en amour , que celui qui
exerce son corps aux travaux. Le premier, appellant sans cesse le plaisir , le
sollicite avec violence ; ses desirs , qui
à peine ont le temps d'éclore , veulent
être satisfaits ; mais tourné sans cesse
vers la volupté , l'imagination a dissipé
avant la jouissance , la source des délices que la Nature réserve à l'Amour.
L'homme, au contraire , qui fortifie son
corps par l'exercice , connoît le plaisir
dans toute son étendue , parce qu'il ne
s'y livre qu'au moment où l'amour même le sollicite ; au lieu que l'homme
inactif, voulant sacrifier continuellement
à la volupté , devient incapable d'en
goûter toute l'ivresse. Les plaisirs du
premier, sont à ceux du second en
raison de sa force. Son corps est gras ,
mais il est mou , foible , languissant ;
au lieu que l'autre ayant moins de graisse ,

eſt beaucoup plus muſculeux, a les membres plus ſolides, & doit par conſéquent porter avec aiſance un poids que celui dont la vie eſt ſans exercice ébranlera à peine. Les hommes qui languiſſent dans le repos & la molleſſe, ſont toujours dirigés vers le même objet, le plaiſir; mais la foibleſſe de leur conſtitution n'y pouvant ſuffire, ils s'en créent de factices, des plaiſirs qu'ils peuvent goûter par le ſecours de l'imagination; ainſi, leurs entretiens, leurs lectures, leurs alimens, tout en eux y eſt relatif. On peut donc aſſurer que de l'oiſiveté, naît le tempérament lubrique, puiſqu'elle fait naître les deſirs, & qu'elle met en uſage tous les moyens que ſuggère l'imagination déréglée, dans un homme abandonné à la pareſſe (*a*).

(*a*) Pour faire voir combien les modifications que nous avons ajoutées à notre tempérament primitif y cauſent quelquefois de changement, j'obſerverai

ON sentira aisément, que l'oisiveté dans un homme qui peut se procurer tout le superflu, que l'on appelle commodités de la vie, en deviendra d'autant plus dangereuse pour la continence : ainsi, je ne dirai rien ici des causes que j'ai indiquées plus haut, comme portant l'homme à l'excès des plaisirs. Il faut seulement les éviter avec soin, & c'est en observant avec exactitude les loix de la diète opposée à l'Amour (*a*),

que l'indifférence pour le physique de l'Amour, doit quelquefois son origine à l'oisiveté. On a vu des femmes stériles devenir fécondes après s'être fait un devoir de s'exercer le corps par des travaux, des promenades proportionnées à leurs forces ; mais je dois traiter cet objet en parlant des causes de la stérilité.

(*a*) Cette diète consiste moins à user de certains alimens, qu'à se priver de ceux que j'ai indiqués en général. Ceux qui sont travaillés fortement par leur imagination pendant la nuit, doivent se dispenser de souper, ou du moins ne faire usage à ce repas que des viandes les moins succulentes, & d'alimens tirés des végétaux. On doit en proscrire

qu'on parviendra, je ne dirai point à dompter entièrement les fougues d'un tempérament érotique, mais à en calmer les accès.... La Nature animée, ne se prête à aucune violence ; tout se fait avec ordre dans son sein ; les hommes qui veulent hâter, retarder, ou même anéantir en eux ses opérations, sortent de la classe des êtres qu'elle protége.

CHAPITRE IV.

Des Aphrodisiaques, ou remèdes qui excitent au physique de l'Amour.

J'AI fait voir, si je ne me trompe, le peu de confiance que l'on doït avoir dans le moyens employés pour ôter à l'homme, en quelque sorte, la

---

le vin, les liqueurs, en un mot, tout ce qui peut donner pour le moment une certaine rigidité aux fibres, & par conséquent augmenter le mouvement des fluides. C'est augmenter le mal que de boire beaucoup avant que de se coucher, même des liqueurs rafraîchissantes, on en a vu la raison ailleurs.

E iij

sensation de son existence. Les substances dont je vais parler sont au moins aussi accréditées que les anti-aphrodisiaques , & néanmoins si j'avois une confiance aveugle à accorder aux remèdes de l'une de ces deux classes , ce seroit aux réfrigérans ; parce qu'il est, selon moi , beaucoup plus facile d'anéantir que de créer , & qu'il y a cent moyens d'ôter à l'homme ses forces , mais très-peu d'efficaces pour les lui restituer. Lorsque je dis qu'il est plus aisé d'anéantir que de créer , je n'entends pas que cette assertion soit générale : je sais que la création , ou plutôt la reproduction , le développement des êtres coûte très-peu à la Nature , & que leur anéantissement absolu seroit peut-être ce qu'il y auroit de plus nouveau dans l'Univers. Il n'est question ici que de l'état accidentel de l'homme , soumis au réfrigérans & aux aphrodisiaques. Si on

Je suppose d'un tempérament porté à
l'amour, on pourra interrompre par
l'usage des narcotiques violens, la fe-
crétion de la liqueur féminale ; (on a
vu plus haut ce qui en réfulteroit , &
dans ma suppofition je fais abftraction
de la fanté & même de la vie.) Il
me fuffit de démontrer qu'il eft poffible
d'anéantir, ou du moins de rendre fans
action , les germes de fécondité qui font
en nous. Il n'en eft pas de même de
la poffibilité de multiplier ces germes ;
on ne peut pas dire que l'opium , par
exemple , porte dans notre fubftance
une partie des molécules qui doivent
concourir à la génération ; il ne peut
donc augmenter les germes contenus
dans nos vaiffeaux , ainfi que je l'examinerai ailleurs. C'eft aux alimens à
réparer nos forces & à introduire peu
à peu dans nous des germes de fécondité, qui doivent fubir beaucoup de pré-

paration avant que d'être prolifiques. Enfin les moyens d'affoiblir agissent promptement, & ceux qu'on emploie pour fortifier, agissent avec une lenteur qui manifeste assez les difficultés qu'ils éprouvent.

Si je tâche de diminuer la trop grande confiance que l'on a aux moyens d'exciter à l'Amour, c'est moins, & on le verra par la suite, pour chagriner des époux impuissans où stériles, que pour détromper les jeunes gens qui consument leurs beaux jours dans l'excès des plaisirs, sous prétexte que l'art leur restituera les forces qu'ils ont prodiguées à la débauche, lorsque le feu qu'allume la Nature sera éteint pour eux.

On verra dans le chapitre qui traite de la *Puberté*, & dans celui des influences du mariage sur la santé, de quelle utilité est cette liqueur séminale dans l'économie animale, & que des maladies affreuses sont les suites funestes de la débauche. Je ne répéterai pas ici ce que j'ai dit ailleurs ; & pour me renfermer dans mon objet , j'examinerai, s'il est possible d'ajouter foi aux observations qui semblent prouver les vertus surnaturelles de quelques remèdes donnés comme aphrodisiaques.

QUE l'on considère la semence sous tel point de vue que l'on veut ; que cette liqueur contienne toutes les parties du fœtus sous le nom de molécules organiques ; ou qu'elle soit seulement destinée à féconder l'œuf de la femme ; il sera toujours vrai , que, même dans ce dernier cas , la semence est un fluide impregné d'esprits vivifians , considéré par HIPPOCRATE comme la partie la plus importante de nos humeurs. On verra ailleurs que les Philosophes ont regardé cette liqueur comme la partie la plus pure , la plus perfectionnée de nos alimens , la fleur du sang , une por

tion du cerveau, une parcelle de l'ame
& du corps, suivant Epicure, &c.
Croira-t-on, après l'accord des Médecins de tous les siécles, à regarder
ainsi la liqueur prolifique, croira-t-on,
dis-je, qu'elle se trouvera en quantité
prodigieuse dans un homme, parce qu'il
aura fait usage de quelque recette imaginée par l'impuissance de jouir, & accréditée par le charlatanisme? Si l'on se
rappelle un instant, que tout ce qui sert
à l'accroissement des corps, à la répa-
ration des pertes qu'ils font continuellement; en un mot, que ce qui entretient notre existence est extrait des alimens (*a*), on sentira qu'un homme
qui en prend beaucoup sera plus vigoureux qu'un autre, si les digestions se
font avec facilité, & si les glandes qui

(*a*) Je ne parle ici que de l'existence purement ma-
térielle, de l'existence qui nous est commune avec tous
les animaux.

doivent féparer du chile les humeurs eſſentielles à la vie ſont en bon état. Mais ce qui ne paroîtra guère poſſible à l'homme inſtruit, c'eſt qu'indépendamment des alimens, il y ait certains remèdes capables de faire un HERCULE d'un ADONIS ; qu'il ſe trouve dans la Médecine des moyens de porter dans la maſſe des humeurs, une abondance extraordinaire de ces précieux germes de fécondité. Quand cela ſeroit, tout ne ſeroit pas fini pour remplir les vues du voluptueux, il faudroit encore que les organes deſtinés à ſéparer cette humeur, puſſent ſuffire à des ſecrétions auſſi abondantes ; il faudroit encore que les eſprits, qui donnent le mouvement aux muſcles ſans leſquels la jouiſſance ne peut avoir lieu, tinſſent toujours les muſcles érecteurs, les muſcles éjaculateurs en action.... On me répondra peut-être que l'eſpèce de fièvre, de

Evj

transport qu'occasionnent les aphrodisiaques suffit pour remplir ces conditions.... Je n'ai rien à objecter à cette ré-
ponse ; nous sommes hors de la Nature , je dois traiter mon objet sans trop
m'écarter d'elle ; j'ai à parler de la jouiffance qu'elle avoue , & ne dois pas entrer dans des détails sur les convulsions
& sur l'épilepsie (*a*).

L'AUTEUR du *Tableau de l'Amour
Conjugal* a parlé avec assez d'étendue
des remèdes qui excitent l'homme à
embrasser ardemment une femme (*b*).

(*a*) Les jouissances forcées & excessives sont
voisines de cette cruelle maladie, & elle n'en est
que trop souvent la suite. Un remède prétendu
aphrodisiaque monte l'imagination de l'homme qui
en a fait usage ; il s'excite, il multiplie ses gestes,
ses efforts, pour me servir des expressions d'un
célebre Naturaliste, sans multiplier ses plaisirs ;
mais les suites en sont funestes, comme on le verra
ailleurs.

(*b*) 2e. Partie, chapitre V, art. 4.

L'article qu'il a destiné pour cette matière, devient, malgré les protestations préliminaires de l'Auteur, un poison pour la jeunesse. On a plusieurs observations d'hommes qui ont essayé, ou sur eux, ou sur d'autres, de suivre les avis que donne VENETTE pour s'exciter à l'Amour, & sans qu'il en soit résulté rien qui ait satisfait leurs desirs : des maladies graves en ont été les suites funestes. On sent donc qu'il est de la dernière importance de détruire des idées aussi dangereuses.

VENETTE parle du *scinc-marin*, qu'il appelle petit *crocodille terrestre*, & dit que la chair d'autour de ses reins mise en poudre, & bue dans du vin doux du poids d'un écu d'or, fait des merveilles pour exciter un homme à l'Amour ; aussi, continue-t-il, l'a-t-on fait entrer dans la composition qui irrite nos parties secrettes, & qui fait

aimer éperdument. Il dit encore que
nous ne connoissons presque pas en
France cet animal. Mais VENETTE se
trompe ; les paysans d'Egypte portent
de ces lézards au Caire ; d'où, par
Alexandrie, on les transporte à Venise
& à Marseille, pour les disperser dans
toutes les pharmacopées de l'Europe.
Ce lézard, en Egypte & en Arabie, se
nourrit de plantes aromatiques. Les
Arabes s'en servent pour s'exciter à l'A-
mour, & c'est un secret que les Egyptiens ne négligent pas, mais, selon les
Actes d'Upsal , (année 1750) que les
Européens méprisent. Cette indifférence
des Européens pour un moyen que l'on
assure capable de tant multiplier les
plaisirs, ne me donne pas une grande
idée de son efficacité ; ou bien les Arabes ne deviennent si redoutables en
Amour, après avoir usé du scinc, que
parce qu'il les met dans un état ap-

prochant de la manie, & alors les Européens en peuvent rejetter l'usage par cette raison. Quoi qu'il en soit, on nous parle du scinc comme capable de résister au venin, & d'augmenter la semence, mais les Auteurs ne sont pas d'accord sur la partie de cet animal dont il faut faire usage.

VENETTE, comme nous avons dit, recommande la chair qui est autour des reins, & en cela il a suivi DIOSCORIDE; GALIEN dit, au contraire, que ce sont les reins même dont il faut faire usage; PLINE veut qu'on emploie la dépouille & les pattes; M. LEMERI dit, que plusieurs préfèrent les reins des scincs à tout le reste du corps, mais qu'ils sont également bons par-tout. Il en fixe la dose au poids d'une dragme [24 grains, ce qui est beaucoup plus sage que celle que prescrit VENETTE.] Toutes ces variétés en un point sur lequel il seroit si facile de s'accorder, doivent nécessairement faire naître des doutes sur les vertus du scinc ; & malgré les égards que l'on doit aux anciens, on peut croire que les merveilles qu'ils ont avancées sur ce lézard se réduisent à peu de chose. Je crois qu'il vaut mieux le regarder comme un remède contre lequel on doit être en garde (*a*) , que d'en faire usage dans l'espérance de multiplier nos plaisirs.

Le *chervi*, plante potagère dont les racines sont d'un usage commun dans

---

(*a*) Sa qualité anti-vénéneuse l'a fait entrer dans le fameux *Mithridate* ; & sa vertu aphrodisiaque dans l'electuaire *Diasatyrion* : mais les Médecins éclairés savent jusqu'à quel point on doit donner sa confiance à ces fameuses recettes tant vantées par les anciens. MATHIOLE dit même qu'il est dangereux de se servir d'une espèce de scinc que l'on trouve aux environs de Venise, & que l'on emploie au défaut de ceux que l'on nous apporte d'Egypte.

les cuisines , passe aussi pour capable
d'exciter à l'Amour. Les historiens as-
surent que TIBERE , le plus lascif des
Empereurs , en exigeoit des Allemands
une certaine quantité en forme de tribut ,
pour se rendre vigoureux avec ses femmes ; & VENETTE rapporte , d'après le
récit des matelots qui viennent du sep-
tentrion , qu'en Suéde , les femmes en
font prendre à leurs maris , quand elles
les trouvent trop lâches à l'action de
l'Amour.

SI la racine du chervi n'est pas un
puissant aphrodisiaque , elle est néanmoins propre à exciter à l'Amour ,
ainsi que tous les autres alimens fla-
tueux ; & c'est par cette derniere qualité qu'elle peut quelquefois nuire à
l'économie animale , si on en use avec
excès. Il faut donc nécessairement beaucoup rabattre de la confiance qu'avoient
les anciens dans le chervi , pour exci-

ter abondamment la liqueur prolifique ; sans cela , cette plante n'auroit pas été recommandée par BOERHAAVE comme falutaire dans la *phthisie* , la confomption , & toutes les maladies de la poitrine , dont on fait que la cure ne s'accorde pas avec l'idée & les defirs de la jouiffance (*a*).

C'EST fur la plante nommée *satyrion* , dont les Botaniftes ont diftingué quatorze efpèces qu'ils ont nommées *orchis* , que ceux qui ont befoin de remèdes aphrodifiaques fondent leur efpérance. En effet , de quels fecours ne devient pas une plante qui peut occafionner des prodiges , fi l'on en croit

______

(*a*) M. LEMERI, dans fon *Traité des Drogues* , donne la racine du chervi comme vulnéraire , apéritive , & capable d'exciter la femence : il ne dit rien de cette dernière qualité dans fon *Traité des Alimens* , à l'article où il eft queftion de cette plante.

fes apologiftes ? On fe rappelle cet Indien dont j'ai parlé, qui avoua que par
le moyen d'une plante dont il étoit le
porteur, & qu'ANDROPHILE Roi des
Indes envoyoit à ANTIOCHUS, il avoit
eu affez de vigueur pour fournir à foi-
xante & dix embraffemens (a).

CETTE plante qu'on a nom-
mé *l'herbe de Théophrafte*, a beaucoup
embarraffé les Botaniftes anciens &
modernes, & enfin plufieurs d'entr'eux
ont cru que ce ne pouvoit être qu'une
efpèce d'*orchis*. MATTHIOLE paroît
en convenir ; mais comme il a obfervé

(*a*) Au rapport de THÉOPHRASTE, cette herbe
avoit une *grand ffine vertu d'échauffer à paillard.fe* :
car non-feulement fi l'on en mangeoit, mais fi l'on
en faifoit une application aux parties génitales, *on
accompl ffoit l'acte vénérien douze fois.... Autant de
fois que l'on vouloit*, &c. Quant aux femmes, fi elles
en mangeoient, *encore plus chaudes devenoient que
les hommes*, &c. Voyez MATTHIOLE, fur DIOSCO-
RIDE, Liv. III. Chap. CXXVII.

que les personnes qui usoient de la racine du *satyrion* ne paroissoient pas
beaucoup plus *émues à luxure*, il conclut que nous avons perdu le vrai satyrion des anciens. Une autre raison
qu'allégue ce Commentateur du peu
d'efficacité du satyrion, (& cette raison paroîtra bien ridicule,) c'est, dit-il,
que cela peut arriver par l'ignorance des
Médecins qui ordonnent toutes les deux
racines ensemble, l'une corrompant la
vertu de l'autre. Quoi qu'il en soit, nos
Botanistes qui dans les vertus attribuées
aux plantes se copient les uns les autres,
recommandent presque tous l'usage du
satyrion pour exciter à l'Amour. Quelques - uns prétendent que toutes les
espèces sont également bonnes pour
remplir leur objet; d'autres conseillent
de s'attacher particulièrement aux espèces qui sont les plus bulbeuses; enfin, parmi celles - ci, on recommande

le *satyrion mâle à feuilles étroites* (*a*) &
le *satyrion à larges feuilles* (*b*).

LES Turcs ont aussi leur *satyrion* (*c*),
qui croît sur les montagnes de Bursia,
près de Constantinople, & dont ils font
usage pour réparer leurs forces & se
provoquer à l'acte vénérien. C'est sur-
tout de l'orchis accrédité en France depuis environ dix ans, sous le nom de
salop ou *salep* (*d*), que les Turcs &
les Persans font la plus grande consom-
mation. Cette plante croît sur les con-

(*a*) *Testicule de chien.* Cette espèce est le satyrion
commun des herboristes, qu'on trouve aisément dans
les bosquets & les prés. Sa racine est composée de deux
tubercules arrondis, charnus, gros comme des noix
muscades, dont l'un est plein & dur, l'autre ridé &
fongueux, &c.

(*b*) *Grand testicule de chien.* Les bulbes de cet orchis font plus gros que dans le précédent. On le trouve
dans les environs de Paris & dans beaucoup d'autres
lieux.

(*c*) *Orchis fæmina procerior, majore floro* TOUR-
NEFORT.

(*d*) *Salem Turcarum.*

fins de la Perse & de la Chine ; on prépare sa racine en la faisant sécher au soleil après lui avoir fait subir l'ébullition ;
après cette préparation , elle a perdu sa
peau & est devenue transparente : c'est
ainsi que les Orientaux la gardent pour
s'en servir & pour en faire un objet de
commerce. Lorsque les racines du salop
font ainsi préparées , on peut les ré-
duire en poudre aussi fine que l'on veut :
on en fait une bouillie efficace pour réparer les forces perdues , ou par une
maladie , ou par un grand âge. Les
Chinois & les Perses , dit A L B E R T
S E B A , font un très-grand cas de cette
racine , à laquelle ils attribuent la vertu
aphrodisiaque : ils lui reconnoissent
encore d'autres vertus confirmées par
l'expérience ; c'est pourquoi lorsqu'ils
entreprennent un long voyage , ils en
portent toujours avec eux comme un
médicament spécifique contre toutes sor-

tes de maladies & de langueurs (*a*):
il faut croire que c'est avec cet orchis
que l'on compose une liqueur gluante,
en usage dans les cabarets de Perse, &
qui, au rapport de VENETTE, échauffe
beaucoup. Le salop, que l'on administre
en France aux malades, est le même
que celui de Perse; & s'il ne répond
pas, comme aphrodisiaque, aux qualités
qu'on lui attribue dans les pays chauds,
il faut convenir, ou que ces racines
perdent pendant le transport presque
toute leur vertu, ou, ce qui me paroît
plus probable, que les voyageurs nous
en imposent souvent. Je ne regarde pas
néanmoins la racine du salop comme
inutile, lorsqu'il s'agit de réparer les
forces : on sait qu'elle convient aux
phtysiques, & qu'elle peut être d'un
grand secours dans les dyssenteries, les

(a) V. *le Journal de Médecine*, tom. XI. pag. 264.

coliques bilieuses, &c. mais il y a loin de-là à une plante capable de faire opérer des prodiges en Amour, tel qu'on nous annonce le satyrion.

POUR détruire le préjugé général qu'on a sur les orchis ou satyrions, il suffira de remonter à son origine. VE-NETTE dit, que cette plante (le satyrion) doit son nom à ses effets ; elle nous rend, dit-il, semblables à des satyres, & voilà d'où elle tient son nom. M. LEMERI dit que le nom d'orchis vient du Grec & signifie *appeto*, (je desire,) parce que l'usage de la racine de cette plante excite les desirs lubriques. Il s'ensuivroit de ces étymologies, que le testicule de chien fut employé d'abord, & qu'ensuite on lui donna un nom analogue à ses vertus ; mais voici une autorité qui réfute ce sentiment. M. CHO-MEL, que j'ai déjà cité en parlant de l'*agnus-castus*, prétend que l'orchis est

une

une de ces plantes dont on a conjecturé, dans des temps de ténébres, les propriétés sur la figure extérieure de leurs parties ; parce que la racine de cette plante, dit-il, ressemble aux testicules, on a jugé qu'elle pourroit être utile à la génération. (*a*) Si cet Académicien a quelque confiance au fameux électuaire *de satyrio*, qu'on donne pour réveiller les esprits & rétablir les forces épuisées, il ne la doit pas à l'orchis ; les ingrédiens âcres, dit - il, comme la semence de roquette, le poivre, le gingembre, les aromates spiritueux, &c. qui forment cette composition, en font plutôt la vertu, que les racines de la plante dont il s'agit. (*b*)

(*a*) *Histoire des plantes usuelles*, tom. *premier.*

(*b*) THEMISON rapporte que plusieurs personnes moururent en Crète d'un *Satyriasis*, qui avoit pour cause un mauvais régime & un usage trop fréquent du *Satyrion.* On voit par cette observation que

APRÈS avoir regardé comme fabuleuses les propriétés surnaturelles de l'orchis, on me dispensera d'entrer dans aucun détail sur les autres plantes auxquelles on attribue les mêmes vertus. Ces plantes sont toutes exotiques; & la plupart des auteurs ne s'accordent ni sur leur nom, ni dans les descriptions qu'ils en donnent. Si on veut se donner la peine de débrouiller ce chaos, on verra que ces plantes sont presque toutes des poisons auxquels quelques Nations ont su s'accoutumer; & que s'il résulte de leur usage une plus grande force pour les plaisirs de l'Amour, on la doit à l'espèce d'ivresse & de folie que ces plaisirs procurent à ceux qui en font

---

l'électuaire *de satyrio* peut devenir dangereux, non pas par l'orchis, mais à cause des autres drogues qui entrent dans sa composition, & qui sont capables d'enflammer le sang, en lui communiquant trop d'activité.

uſage , comme nous le verrons en parlant de l'Opium.

» LE *Borax* raffiné , eſt , dit VE-
» NETTE , au nombre des remèdes qui
» excitent puiſſamment l'Amour. Il eſt
» une eſpèce de ſel, dont uſent aujourdhui
» nos Orfèvres , pour faire fondre plus
» aiſément l'or qu'ils mettent en œuvre.
» Il pénetre toutes les parties de notre
» corps , il en ouvre tous les vaiſſeaux ,
» & par la ténuité de la ſubſtance , il
» conduit aux parties génitales tout
» ce qui eſt capable en nous de ſervir
» de matière à la ſemence. Il a tant
» de vertu , ainſi que l'expérience me
» l'a ſouvent fait connoître , continue
» VENETTE , que ſi l'on en donne à
» une femme qui ne peut accoucher ,
» un ou deux ſcrupules dans quelque
» liqueur convenable , l'on en verra
» bientôt les effets ſurprenans. Il ſe

» porte d'abord aux parties naturelles,
» & y produit tout ce que l'on peut
» attendre d'un remède qui a été tenu
» fort long-tems pour un secret. On
» ne doit donc pas appréhender d'en
» user par la bouche, continue notre
» auteur. L'usage n'en est point dange-
» reux ; & si quelques Médecins ont
» écrit qu'il étoit un poison , ils ont
» confondu la *chrysocolle* des Grecs
» avec le *borax* des Arabes, l'un &
» l'autre servant à faire fondre l'or
» plus aisément. . . . Si des Médecins
» (a) s'en sont heureusement servis dans
» les maladies des femmes , nous ne
» devons point en avoir de l'horreur ;
» & si MERCURIAL nous assure qu'il
» agit si puissamment pour les parties
» naturelles de l'un & de l'autre sexe ,
» qu'il jette même les hommes dans le

______

(a) FALLOPE, DELOBEL, RODRIGUEZ A
CASTRO, & MERCURIAL.

» *priapifme*, fi l'on en ufe avec excès,
» nous pouvons *hardiment* nous en
» fervir avec modération ».

J'ai donné en entier ce paffage, afin qu'on juge mieux qu'il étoit néceffaire de le réfuter.

On n'eft pas d'accord fur l'origine du borax : quelques perfonnes ont cru que cette fubftance qui reffemble à l'alun, n'étoit qu'une production de l'art ; d'autres ont penfé que nous devions ce fel à la nature : quoi qu'il en foit, on l'apporte des Indes orientales en Europe ; il a alors befoin d'une légère purification que lui donnent les Hollandois & les Vénitiens. On le diftribue enfuite dans toutes les parties de l'Europe. (*a*)

[*a*] On prétend que cette purification eft un fecret que poffedent les Vénitiens & les Hollandois exclufivement ; mais M. GEOFFROY, dans un Mémoire fur le borax, obferve que fa purification n'eft pas un fecret propre aux Hollandois, puifque, dit cet habile

ON a été très-long-temps à travailler
sur le borax, & par conséquent il n'y
avoit guères que des hommes hardis qui
pussent l'employer intérieurement. (*a*)
Il y avoit un préjugé assez fort contre
cette substance que plusieurs confon-
doient avec la *chrysocolle* des anciens,
que l'on tiroit des mines de cuivre,
& qui passoit pour un poison. Or, un
homme qui fait le dangereux voyage de
l'Egypte, pour aller voir des pyramides,

---

chymiste, il y a un particulier dans le fauxbourg
St. Antoine, (à Paris) qui a raffiné le borax, &
qui en a livré aux marchands d'aussi beau, & d'aussi
pur que celui de Hollande. Cette citation peut paroître
étrangère à mon objet ; mais ayant vu, sur-tout dans
plusieurs ouvrages modernes, que les Hollandois
poss. doient seuls la manière de perfectionner le borax,
j'ai cru devoir rappeller ce passage de M. GEOFFROY :
Il est onéreux pour le commerce en général d'être
persuadé que telle ou telle Nation est propriétaire d'un
secret qui n'en est plus un.

[*a*] Les chymistes ont été long-temps dans
l'indolence au sujet du borax ; ils l'employoient dans
leurs opérations, sans même avoir étudié sa nature,

ne manque pas de raconter des merveilles qu'il n'a pas vues ; il en est de
même de celui qui affronte un remède
que l'on ne connoît pas encore. Tout
devient merveilleux alors ; & ceux qui
prirent le borax, crurent apparamment
n'avoir rien de mieux à dire sur ses
vertus, que la faculté si recherchée dans
tous les temps de multiplier les plaisirs
amoureux.

E N examinant avec attention les

& ce n'est que depuis M. HOMBERG que l'on s'est
appliqué à soumettre cette substance aux épreuves
chymiques. Il ne faut pas appliquer à notre borax,
ce que PLINE, DIOSCORIDES, AVICENNES,
ARISTOTE & d'autres en ont dit. Aux descriptions
que nous ont laissées ces Auteurs, on reconnoît la
chrysocolle des anciens, & quelquefois le *natron*
des Egyptiens : suivant une ancienne composition de
MYREPSUS, Auteur Grec, le borax est une pierre ;
le borax d'ARISTOTE étoit un excellent remède
pour les yeux ; ALBERT LE GRAND nomme borax
une pierre que l'on trouve, dit-il, dans la tête du
crapeau, &c.

différens procédés des chymistes modernes, pour découvrir la nature du borax, on ne peut pas décider hardiment sur ses vertus. Je ne rapporterai pas ici ce qu'on dit d'habiles chymistes (*a*) du sel sédatif découvert par M. HOMBERG en travaillant sur le borax. Un fait connu des Médecins, c'est que le sel volatil narcotique du vitriol, ou sel sédatif de M. HOMBERG, dont on a tant vanté la vertu calmante, ne remplit pas bien exactement les vues que l'on a dans les maladies pour lesquelles il est recommandé. Il en est de même du borax, d'où le sel d'HOMBERG est tiré; on trouve ses vertus décrites, amplifiées, dans tous les ovrages où il est question de cette substance, & les bons praticiens ne paroissent pas en faire un grand cas. Il

____

[*a*] MM. LEMERI, ROUELLE, BOURDELIN, & BARON.

est vrai qu'on l'ordonne quelquefois pour faciliter l'expulsion du fœtus, mais les aiguillons du borax ne paroissent point assez forts pour procurer un secours prompt dans un accouchement laborieux, à moins qu'on ne les releve par quelques autres ingrédiens plus énergiques. (*a*)

Puisque le borax jouit, par l'enthousiasme de quelques Auteurs, d'une réputation qui lui est refusée par l'expérience, il est donc inutile de tant exalter ses vertus merveilleuses en Amour. Si quelques hommes ont été atteints du priapisme pour en avoir fait usage, c'est qu'ils s'en étoient servis

---

[*a*] On peut dire que le borax ne fait guère plus dans la fameuse poudre emmenagogue de FULLER, & dans celle de MYNSICHT, que le satyrion dans l'électuaire *de satyrio*. Ces poudres sont aiguisées avec la mirrhe, le safran, l'huile de canelle, la sabine, &c. comme l'électuaire *de satyrio* l'est par les substances dont nous avons parlé plus haut.

F v

préparé avec des substances âcres,
échauffantes, qui avoient occasionné cet
accident. Des Auteurs prétendent que
quelques grains de borax pris dans un
œuf poché, suffisent pour rendre un
homme robuste dans les plaisirs. Cette
observation suffiroit pour prouver la
vertu du borax si recommandé par
VENETTE; mais l'expérience, car
c'est ici où elle doit servir de guide,
prouve qu'à la vérité, cette substance
agit dans les hommes qui n'ont besoin
que d'un œuf poché pour êre excités à
l'Amour; mais qu'elle laisse dans leur
engourdissement ordinaire ceux que les
alimens chauds ou venteux ne peuvent
émouvoir.

ON a beaucoup parlé des *mouches
cantharides* comme d'un puissant aphrodisiaque, & quelques hommes, en
voulant en faire usage, ont reconnu

combien ces insectes sont un poison corrosif & redoutable. Il porte ses effets à la vessie, & y cause des ravages affreux : il n'est donc pas étonnant que ce poison, lorsqu'il commence à opérer, excite, par ses pointes redoutables, une irritation violente dans les parties de la génération. Mais il ne faut pas le regarder comme portant l'homme aux plaisirs, & lui fournissant les moyens inépuisables d'y sacrifier. VENETTE dit, que les mouches cantharides ont tant de pouvoir sur la vessie, & sur les parties génitales de l'un & l'autre sexe, que si l'on en prend deux ou trois grains, l'on en ressent de telles *ardeurs*, que l'on en est ensuite malade. Il donne l'observation d'un de ses amis, qui mangea, le soir de ses noces, d'une pâte de poire dans laquelle son rival avoit mis des cantharides. La nuit étant venue, le marié caressa tellement sa femme, qu'elle en fut incommodée ; mais ses délices , continue notre Auteur , se changèrent bientôt en tristesse , lorsque cet homme , vers le milieu de la nuit , se sentant extrêmement échauffé , avec une grande difficulté d'uriner, s'apperçut qu'il rendoit du sang par la verge.... Ce malade, malgré tous les soins que l'on eut de lui , ne put guérir qu'avec bien de la peine.

Nous n'examinerons pas ici si le venin de la cantharide a son siége dans la tête , dans les pattes , ou s'il réside dans toutes les parties de l'animal ; nous n'examinerons pas non plus , comment & pourquoi il affecte la membrane de la vessie , de préférence à celles qu'il rencontre avant de parvenir à cette membrane : le temps que je mettrois à ces discussions sera mieux employé à donner quelques observations capables de convaincre mes lecteurs , que la cantharide est un poison qui doit être entièrement proscrit des médicamens internes. (*a*)

On lit dans les œuvres d'Ambroise Paré, qu'une courtisanne ayant invité un jeune homme à souper, lui présenta des ragoûts qu'on avoit saupoudrés avec de la poudre de cantharides, & que ce malheureux fut attaqué d'un priapisme, & d'une perte de sang par l'anus, qui lui causa la mort malgré tous les remèdes qu'on lui donna.

Les Éphémérides d'Allemagne nous disent, qu'un charlatan, ayant donné à un homme de distinction, des cantharides, comme un remède propre pour

---

[*a*] La *Pharmacopée* de Paris a banni de son recueil l'usage des cantarides prises intérieurement, & un ancien réglement de police défend aux Apothicaires d'en vendre à qui que ce soit, à moins qu'ils ne connoissent bien l'acheteur, & qu'ils ne soient sûrs que c'est pour employer ces mouches extérieurement.

exciter à l'amour, ce remède mit au tombeau celui qui l'avoit pris, onze jours après qu'il en eût fait ufage, & après avoir fouffert des douleurs longues & cruelles.

UNE perfonne, pour avoir pris du tabac dans lequel on avoit mis un peu de la poudre de cantharides, fut fur le champ attaqué d'un mal de tête violent, & d'un piffement de fang très-dangereux.

WEDELIUS dit avoir connu un homme, qui, ayant pris, pour s'exciter à l'amour, une infufion de cantharides dans du chocolat, fut attaqué d'une dyfurie infupportable, & d'une ardeur violente dans la verge, dont il ne put guérir qu'en buvant beaucoup de lait nouveau.

UN Médecin, voulant éprouver l'effet d'un électuaire aphrodifiaque, dans lequel il entroit des cantharides, en prit

la groffeur d'une châtaigne. Il paya
cher fa curiofité. Des accidens affreux
le conduifirent aux portes du tombeau ;
il ne fe rétablit que par l'ufage qu'il fit
des remèdes indiqués en pareil cas, &
qui malheureufement ne réuffiffent pas
toujours. (*a*)

Il eft aifé de voir par ces obfervations,
que l'ufage intérieur des cantharides
doit être entièrement profcrit de la
Médecine, & avec beaucoup plus de
raifon, des formules populaires dictées
par l'ignorance, la témérité, & accréditées par l'impofture. On citeroit envain
l'autorité de quelques anciens qui employoient intérieurement les cantharides ;
la plupart ont été très-prudens fur leur
ufage même extérieur : & Aretée, le
premier qui ait appliqué des cantharides
fur la peau de la tête comme veficatoire,

____

(*a*) *Dict. de Med.* art. *Cantharides.* Suite de la
matière médicale. Vol. i. &s.

ordonnoit au malade de prendre du lait pendant trois jours, avant l'application du topique, afin de prévenir le dommage qu'il pourroit caufer à la veffie. (*a*) On fait qu'il n'eft pas néceffaire de donner les cantharides intérieurement pour qu'elles affectent cette partie délicate, l'application en forme de vefficatoires a fouvent fuffi pour exciter des accidens graves ; & les Médecins favent les précautions qu'ils font obligés de prendre pour les prévenir ou les calmer. (*b*)

On a recommandé auffi l'ufage de la

___

[*a*] ARETÉE appliquoit les cantharides pour guérir l'épilepfie, ainfi il pouvoit prendre fon temps & préparer fes malades. Ces précautions ne peuvent pas être mifes en ufage aujourd'hui à chaque application, qui fe fait très-communément dans les maladies aiguës, comme dans certaines fievres malignes, dans l'apoplexie, la léthargie, où le fuccès du remède dépend prefque toujours de la célérité avec laquelle on l'emploie.

[*b*] Les remèdes capables de réprimer la violence des cantharides, lorfqu'on a eu le malheur d'en ufer

chair de *Lion* pour exciter à lAmour;
VENETTE n'a aucune confiance en cet
aphrodiſiaque, parce que l'expérience,
dit-il, a fait connoître que cette chair
étoit ennemie des hommes; un Médecin,
ajoute-t-il, en ayant donné trois gros
au CALIFO VATICUS, pour l'exciter
à aimer, il le tua, aulieu de le guérir.
Après ce que j'ai dit plus haut, on
ne me ſoupçonnera pas d'attribuer à la
chair de Lion la vertu de préparer un
homme à la jouiſſance exceſſive des
plaiſirs, mais je ne la crois pas non plus
aſſez pernicieuſe pour devenir un poiſon

---

intérie rement, ou même que leur application a des
ſuites fâcheuſes, ſont les huiles d'olives & d'amandes
douces, ou le lait pris en grande abondance; on y joint
encore les émulſions faites avec les amandes douces,
les ſemences froides, & le ſyrop de diacode, ou une
ptiſane faite avec la racine de guimauve & la graine
de lin; les injections adouciſſantes dans la veſſie, le
demi-bain d'eau tiéde, ſont encore propres à envelopper a
à adoucir, à émouvoir le ſel cauſtique des cantharides.

lorsqu'elle est employée comme aliment. Elle est d'un goût desagréable & fort. malgré cela, les Nègres & les Indiens, qui ne la trouvent pas mauvaise, en font usage lorsqu'ils peuvent s'en procurer, sans qu'il en paroisse résulter aucun accident. (*a*) On lui attribue, au contraire, la vertu de fortifier le cerveau, & de dissiper les vapeurs. (*b*) Il ne faut donc pas croire que trois gros de cette chair aient pu faire mourir ce VATICUS, si le Médecin qui la lui avoit fait prendre, n'y eût mêlé quelqu'autre ingrédient capable d'occasionner une suite aussi funeste.

IL est peu d'animal qui ait joui d'une

[*a*] Voyez *Histoire Naturelle* de M. DE BUFFON, tom. XVIII de l'in-12.

[*b*] Voyez le *Dictionnaire des Animaux*, à l'art. *Lion*. L'*Histoire Naturelle des Animaux*, par M. ARNAUD DE NOBLEVILLE, &c. tom. V. *Les Voyages* de LABAT, &c.

auſſi grande réputation que le *Cerf* dans
la matière médicale , puiſque ſi l'on en
croit quelques Auteurs , ce quadrupède
eſt une médecine , un préſervatif uni-
verſel. PLINE (*a*) obſerve que le Cerf
n'eſt jamais attaqué de la fièvre. Auſſi ,
l'uſage de la chair de Cerf prévient-il
cette maladie. Je connois, dit ce Na-
turaliſte , des Princeſſes qui ont vécu
long-temps , ſans être jamais attaquées
de la fièvre , par l'uſage journalier qu'elles
faiſoient de la chair de Cerf à leurs
repas. (*b*) Preſque tous les anciens
ont regardé les parties du Cerf comme
efficaces contre le venin ; les modernes
en ont excepté la queue , qui eſt ſelon
eux un poiſon aſſez violent. CARDAN
aſſure que les larmes épaiſſies du Cerf

[*a*] Liv. VIII. chap. 32.

[*b*] PLINE obſerve que , pour qu'elle faſſe cet effet ,
il eſt néceſſaire que l'animal n'ait été tué que par une
ſeule bleſſure. Pluſieurs Auteurs ont fait voir l'abſurdité
de PLINE à ce ſujet.

sont un préservatif efficace, si on les porte sur soi. AGRICOLA dit la même chose des dents de l'animal. Et un Philosophe de la secte de PLATON (*a*) assure qu'il suffit de se couvrir de la peau de Cerf, pour n'avoir rien à redouter d'aucune espèce de poisons. On sait les vertus miraculeuses attribués à ce qu'on nomme improprement, *os de cœur de Cerf :* on sait aussi que cette substance cartilagineuse est recommandée dans les maladies du cœur. On ne sera pas surpris actuellement, lorsque je dirai qu'on attribue au *penis* du Cerf la vertu de fournir à l'homme en abondance la liqueur précieuse, source de ses plaisirs amoureux. Il n'est pas de mon objet de parcourir toutes les parties du Cerf recommandées pour la cure des maladies, examinons seulement sur quoi

---

(*a*) *Sextus.*

font fondées les vertus que l'on attribue à quelques-unes de ses parties relativement à l'Amour.

XENOPHON nous dit que si l'on oint les testicules & les parties naturelles de l'homme avec la poudre de queue de Cerf calcinée & broyée avec du vin, l'on excite en lui des desirs amoureux, que l'on peut calmer, s'ils sont excessifs, en oignant ces mêmes parties avec de l'huile. On a recommandé cet aphrodisiaque depuis XENOPHON, & il y a apparence qu'il n'est guère en réputation aujourd'hui, parce qu'on en a reconnu le peu d'efficacité. Je crois découvrir la raison qui a fait regarder la queue du Cerf comme un stimulant fameux par les anciens. On a cru long-temps, (c'est-à-dire, jusqu'à ce que la zootomie ou dissection des animaux ait éclairé la physique,) que la queue du Cerf étoit le réceptacle de la bile ;

que l'abondance, l'âcreté de cette liqueur
caufoit la lubricité ; & que le Cerf
étant tranfporté par une fureur érotique
pendant le *rut*, il étoit le plus lubrique
des animaux ; donc la bile de ce quadrupède, appliquée fur les parties naturelles d'un autre animal, devoit irriter
ces parties. Ce raifonnement tombe
de lui-même aujourd'hui, parce que
l'on fait, qu'à la vérité, le Cerf eft
privé de la véficule du fiel, mais que
fa queue, qui ne differe de celle des
autres animaux que par la longueur, ne
contient pas plus d'humeur bilieufe que
toute autre partie de fon corps. Au
refte, l'application de la queue du Cerf,
telle qu'elle eft recommandée par les
anciens, a peut-être produit de bons
effets dans des hommes d'un tempérament
froid, & voici comment cela a pu fe
faire. Les vertèbres qui compofent cette
extrémité de l'épine, n'étant pas en-

tièrement calcinées, doivent, lors de la friction, émouvoir, irriter les fibres, & par-là, causer cette sorte de rigidité nécessaire pour l'érection ; tandis que le vin, par sa qualité irritante, contribue au même effet. Cette explication fait évanouir tout le merveilleux que l'on attribuoit à la queue de Cerf, puisque toute autre substance peut remplir la même indication, & que de simples frictions doivent produire la même chose.

PARMI les vertus exagérées & même faussement attribuées au penis du Cerf, on a sur-tout vanté, comme nous l'avons vu, celle qu'il a d'exciter à l'Amour. On observe, qu'il faut nécessairement que l'animal ait été tué dans le tems du coït, car par ce moyen, selon ETMULLER, il excite beaucoup mieux la sécrétion de la semence, quand on en donne une drachme en-poudre dans un œuf poché ou dans de bon vin. On voit aifément qu'il en eft de cet aphrodifiaque comme de celui dans lequel entre le borax; il doit opérer fur les tempéramens qui n'ont befoin que d'un œuf pour être ému, ou que le vin porte à l'Amour ; le penis de Cerf n'a d'autres vertus que celles d'être un defficatif abforbant lorfqu'il eft donné en poudre, & un mucilagineux, lorfqu'on l'emploie en décoction. Si les anciens lui ont attribué d'autres vertus, elles font imaginaires, & tirées fur des raifons d'analogie qui doivent être profcrites dans un fiécle éclairé.

IL me refte à parler de *l'opium*, dont on vante l'efficacité avec un enthoufiafme qui peut devenir funefte. L'obfervation donnée par VENETTE, & dont il eft lui-même le fujet, eft une amorce dangereufe pour la jeuneffe ;

elle

elle l'est d'autant plus, que l'Auteur y
ajoute des circonstances qui doivent
faire envisager l'opium, comme un
moyen capable de procurer une sorte
de volupté contemplative, peut-être
préférable, pour certains caractères, à
celle qui résulte de l'union des sexes.
On me permettra de transcrire en entier le passage de VENETTE, auquel
je répondrai à mesure que le sujet
l'exigera.

» PEUT-ÊTRE me blâmera-t-on,
» dit ce Médecin, de ce que je place
» ici avec les remèdes qui excitent à
» l'amour, l'*opium*, que toute l'anti-
» quité a cru être froid au quatrième
» degré, & tuer les hommes par l'ex-
» cès de cette qualité. »

Oui, certainement, M. VENETTE,
vous êtes blâmable, non parce que
vous placez au rang des aphrodisiaques
une substance que l'on a cru froide au

G

quatriéme degré, (cette échelle de chaud & de froid est une autre affaire;) mais parce que dans un ouvragre qui est entre les mains de tout le monde, vous osez nommer comme favorable à l'Amour un poison redoutable, qui ne cesse de l'être, qu'employé par les plus habiles Médecins.

» BIEN loin, dira-t-on, de nous
» enflammer auprès d'une femme, il
» nous cause le sommeil & nous rend
» stupides, au lieu de nous rendre
» amoureux. Mais si nous faisons ré-
» flexion qu'il est amer & âpre à la
» bouche, qu'il s'enflamme au feu, &
» que les Orientaux en usent pour être
» vaillans à la guerre & auprès des
» femmes, nous serons sans doute d'un
» autre sentiment.

» QUAND l'Empereur des Turcs lève
» une armée, les soldats se garnissent
» d'opium, pour s'en servir comme

» nos matelots de tabac, fi nous en
» croyons BELLON. »

CE n'eſt pas ſeulement en temps de
guerre que les Turcs, (non pas tous,
nous verrons plus bas qu'il y a des exceptions,) font uſage de l'opium; lorſqu'ils y ſont une fois accoutumés, &
qu'ils ont pouſſé l'habitude juſqu'à en
prendre une doſe conſidérable, (elle
va ſouvent à un gros par jour, 72
grains.) Ils éprouvent des accidens fâcheux s'ils s'en abſtiennent tout d'un
coup. Ainſi, il n'eſt pas néceſſaire
qu'un homme en Turquie doive aller
au combat, ou coucher avec ſes femmes, pour ſe déterminer à prendre de
l'opium; il y eſt forcé, il s'en eſt fait
une habitude. Il ne peut s'en priver;
de même que parmi nous, un buveur
ne peut renoncer au vin ou aux liqueurs
fortes.

» UNE petite doſe priſe par la

» bouche excite des vapeurs qui mon-
» tent au cerveau, troubelent bénigne-
» ment l'imagination, comme fait le
» vin; mais une dose excessive fait
» entiérement évaporer notre chaleur
» naturelle, & dissipe tout à fait nos
» esprits, comme le saffran, si nous
» en prenons beaucoup. »

Qui prescrira cette légère dose qui doit seulement réjouir l'imagination? Un morceau d'opium, mis dans la cavité d'une dent gâtée, causa la mort à l'homme qui fit cet essai! On en introduisit dans l'oreille d'un Espagnol, tourmenté par une insomnie cruelle: il dort, à son réveil on le trouve fou, stupide, imbécille, il meurt. (*a*) Galien rapporte qu'un gladiateur mourut à l'occasion d'une emplâtre d'opium que son adversaire lui appliqua sur la

---

(*a*) *Anecdotes de Médec.* prem. part. Anecd. CII.

tête. Une personne dormit profondément l'espace de 24 heures après en avoir pris un demi-grain ; ne seroit elle pas morte s'il y en eût eu un grain ?

Le premier qui fit connoître l'opium, enrichit la Médecine d'un moyen efficace de calmer l'agitation trop violente des esprits, d'appaiser les douleurs ; mais qu'il est nécessaire que cette substance ne soit employée que par un Médecin prudent !

Le *saffran* étoit fréquemment en usage chez les anciens dans les alimens, & pour servir d'éguillon à la volupté. On s'en sert encore communément en Pologne, en Courlande, & les Espagnols & les Italiens, croient se préserver de beaucoup de maladies par l'usage du saffran. BACON, dans l'ouvrage que nous avons cité en parlant du nitre, avance positivement que la pratique qu'ont les Irlandois de teindre de

saffran leurs chemises, (*a*) ne contribue
pas peu à prolonger la vie; & que les
Anglois doivent une partie de leur vivacité au grand usage qu'ils font du
saffran dans leurs mets. Cet Auteur,
dans un autre ouvrage, conseille de
mêler le saffran dans les remèdes par
lesquels on se propose de retarder les
tristes effets de la viellesse; car le saffran,
dit-il, dirige son action vers le cœur,
guérit ses palpitations, chasse la mélancolie, fortifie le cerveau, jette de la
gaieté dans l'esprit. (*b*) Enfin, le célébre
BOERHAAVE le regarde comme un
moteur puissant & énergique des esprits
animaux; parce qu'il est, dit cet Au-

(*a*) SCALIGER dit que cette coutume est établie en
Irlande aussi-bien qu'en Ecosse; & que le peuple
grossier emploie ainsi le saffran, afin de pouvoir porter du linge pendant six semaines & plus, sans avoir
rien à craindre de la mal-propreté.

(*b*) HOFFMAN, LISTER, BONTIUS & d'autres
Médecins, ont fait l'éloge du saffran.

teur, aromatique, stimulant & échauf-
fant, & par conséquent discussif, résolutif, apéritif & fortifiant. Je regarde
donc, avec VENETTE, le saffran comme un moyen, non pas d'exciter puissamment à l'Amour, mais de répandre
dans toute la machine une sorte
d'aisance, qui, jointe à la gaieté
qu'il donne, (*a*) dispose aux plaisirs,
y conduit même par une pente douce;
& accélére, sans faire trop d'impression sur les organes de la volupté,
les momens d'ivresse qu'elle nous procure. C'est par la finesse de ses parties
que le saffran pénétre nos vaisseaux, &

____

(*a*) On a beaucoup exagéré les vertus du saffran
à ce sujet. SCHULZIUS dit que si l'on approche du
nez d'un enfant une bouteille vuide d'essence de
saffran, aussi-tôt il se mettra à rire. Un autre Auteur
assure que si l'on frotte un anneau avec le saffran, &
que l'on passe cet anneau dans l'un des doigts de
la main gauche, le cœur en sera sur le champ
réjoui.

qu'il produit les bons effets qu'on lui attribue, & que l'expérience confirme tous les jours. Parmi beaucoup d'observations que je pourrois rapporter, pour démontrer cette vertu pénétrante, je n'en citerai qu'une, parce qu'elle a plus d'affinité avec l'objet que je traite. Un jeune homme de ving-deux ans, après avoir fait usage d'alimens dans lesquels on avoit mêlé du saffran, rendit une liqueur prolifique, qui avoit pris toute la teinte jaune de cette substance. (*a*)

Il résulte de ce que je viens de dire, que le saffran peut-être d'un secours efficace dans beaucoup de circonstances; mais il ne faut pas en abuser, parce

---

(*a*) *Éphémérides des curieux de la Nature*, Déc. 3. ann. 6. obs. 273. On pourroit ajouter à cela des observations constatées, qui prouvent que le saffran a teint, dans le ventre de la mère, des enfans qui ont apporté cette couleur en venant au monde. Voyez *les Éphémérides*, Déc. 1. ann. 1. obs. 60.

qu'étant pris souvent ou en trop grande quantité, il devient comme narcotique, un poison dangereux contre lequel la médecine a cherché des antidotes (*a*). Selon Dioscoride, trois drachmes suffisent pour donner la mort, je crois que cette dose est excessive, & qu'elle seroit en moindre quantité, qu'il en résulteroit le même effet. Le domestique d'un marchand qui avoit coutume de se coucher & de dormir auprès d'une grande quantité de saffran, en mourut après avoir essuyé plusieurs accidens. (*b*) *Amatus* Lusitanus rapporte plusieurs observations qui prouvent le danger auquel on s'expose en faisant un usage immodéré du saffran,

---

(*a*) Boerhaave prescrit les vomitifs aqueux, huileux, acidulés, & dont le miel est un des ingrédiens. Il faut prendre ces antidotes à grandes doses & y revenir souvent.

(*b*) Dict. de Méde. à l'art. *Crocus.*

G v

sur lesquels je ne m'arrêterai pas. Il
suffit de dire, qu'on peut donner le saffran depuis douze grains jusqu'à un scrupule, ou vingt-quatre grains; qu'il ne
faut jamais passer cette dose sans l'avis
d'un Médecin, & que le saffran, qui
peut faire de grands ravages, même en
petite quantité, lorsqu'on n'y est pas
accoutumé, ne convient pas aux personnes pléthoriques, aux jeunes gens d'un
tempérament bilieux, & dont les humeurs
sont faciles à irriter.

» Les Orientaux, qui aiment con-
» tinuellement l'excès de l'Amour, con-
» tinue Venette, ont l'imagination
» incessamment embarrassée d'objets las-
» cifs; & lorsqu'ils ont pris un peu
» d'opium, auquel ils sont accoutu-
» més, elle s'échauffe alors & se trou-
» ble plus qu'auparavant; & comme
» ils ressentent des démangeaisons &
» des chatouillemens par tout le corps,

» & principalement à leurs parties na-
» turelles, je ne m'étonne pas s'ils sont
» si étourdis à la guerre & si lascifs avec
» les femmes. »

D'APRÈS ce que j'ai dit des tempéramens, on n'aura pas de peine à
découvrir le principe dominant qui porte
les Orientaux aux physique de l'Amour,
vers lequel les dirige encore avec force
la vie efféminée que mènent la plupart
d'entr'eux. Sans cesse au milieu de plusieurs femmes, dont le bonheur dépend
de l'art avec lequel elles savent plaire
à leurs maîtres, il n'est pas surprenant
que ceux-ci aient recours aux moyens
qu'ils croient capables de les plonger
dans l'excès des plaisirs.

CES efforts, pour parvenir à la suprême félicité en Amour, se retrouvent chez
toutes les Nations. Un Musulman qui
prend l'opium pour être plus vigoureux
dans les plaisirs que lui offre son serrail,

G vj

ne m'étonne pas d'avantage qu'un riche
fybarite, qui dans d'autres climats, fe
prépare à la jouiffance par la vue des
peintures lafcives que la volupté a pla-
cées dans fes appartemens, par la lec-
ture des ouvrages obfènes que la débauche a dictés, & par les autres
moyens inventés par la foif de jouir &
l'impuiffance d'y fatisfaire.... Non, ces
tentatives ne m'étonnent pas, parce
que je fais de quoi l'homme eft capable pour fervir fes paffions ; mais je
fais auffi que la Nature a donné à tous
les hommes, (j'en écarte quelques exceptions accidentelles) les moyens de
goûter la volupté, & que ces facultés
ne peuvent être augmentées felon la
violence & l'immenfité de nos defirs.
Les Turcs, on ne peut le nier, font
forts & robuftes; cette nation paffe
même pour la plus vigoureufe aujour-
d'hui, entre celles que nous connoif-

fons ; ils doivent donc déjà une partie
de leur puiſſance phyſique à la bonté
de leur conſtitution. L'imagination exaltée , qu'ils doivent à l'influence de leur
climat, les porte encore vers les plaiſirs ,
ſur-tout ſi l'on fait réflexion que dans
un pays d'où ſont exclus les arts & les
ſciences , les hommes doivent être néceſſairement plus portés vers les plaiſirs
ſenſuels. Voilà aſſez de motifs pour établir la réputation érotique des Turcs
ſans avoir recours à l'opium.

IL nous manque certainement une
bonne hiſtoire des Turcs , & à ſon défaut nous ne pouvons nous élever , avec
de bonnes preuves , contre ce que les
Hiſtoriens & les Naturaliſtes , (ceux-ci
ſuivent plus exactement qu'il ne faudroit
les premiers,) répètent tous , les uns
après les autres. Voici cependant ce
que nous apprend un Médecin eſtima-
ble qui a étudié les mœurs des Muſul-

mans, & qui les observant sans préjugés, doit plutôt mériter la confiance du
public, que les narrateurs qui se copient
servilement. M. Russel, dans l'*Histoire
Naturelle de la Ville d'Alep*, &c. (a)
nous assure qu'à l'égard de l'opium,
l'usage n'en est pas à beaucoup près si
commun qu'on le croit généralement
en Europe ; ceux qui en prennent,
dit-il, sont regardés comme des débau-
chés & meurent fort jeunes, dans un
état d'enfance, avec tous les symptômes de la vieillesse & de la décrépitude.

On voit par cette citation, combien
les voyageurs en ont imposé aux Na-
turalistes, & de quelle conséquence il
est pour la vérité, que les hommes qui

______

(a) Cet ouvrage parut en Anglois en 1756, sous
ce titre, *The natural histori of Alepo*, &c. Les
Auteurs du Journal Encyclopédique rendirent compte
de cet excellent ouvrage au mois de Septembre
1756.

écrivent sachent observer. Revenons à
VENETTE.

CES démangeaisons & ces chatouillemens dont parle cet Auteur, doivent
leur origine à tout ce qui peut troubler
l'imagination, & lorsqu'elle est ainsi
dans un homme, qui d'ailleurs se porte
bien, sa passion sera toujours celle qui
naît en nous, & que la Nature avoue :
l'Amour. Il faut observer, que par un
homme qui se porte bien, je n'entends pas
parler seulement de l'état d'un homme
dont toutes les fonctions animales s'exécutent avec facilité, mais encore de sa
disposition morale ; car si un tel homme
est d'un caractère cruel & féroce, l'i-
vresse ne le portera pas toujours vers
les plaisirs, & on en a des exemples
affreux. Lorsque les Turcs prennent
l'opium avant de livrer une bataille, si
cette substance avoit le droit exclusif
de diriger avec force leurs transports

vers les plaisirs, l'honneur, la gloire,
la haine, la crainte, rien ne seroit capable de les conduire aux combats;
& un camp d'orientaux offriroit peut-
être un spectacle affreux, que l'Amour
verroit avec douleur, & qui porteroit
le frémissement dans le sein de la Nature. Mais, nous dit-on, il arrive tout
le contraire; les Turcs après avoir pris
l'opium, sont étourdis dans les combats,
& lascifs avec les femmes. Concluons,
que l'opium est un poison, qui agit selon les circonstances : un homme ivre
chante avec ses amis, se bat contre eux,
embrasse sa femme selon la disposition
dans laquelle il se trouve.

« C'est un poison pour nous, qui
» n'y sommes point accoutumés, à
» moins que nous ne soyions aussi sains,
» aussi robustes, que l'étoit M. Cha-
» ras, quand il en prit douze grains.
» Pour moi, j'ai de la peine à en don-

» ner deux ou trois grains de crud à
» mes malades les plus vigoureux, me
» souvenant toujours de funestes effets
» que j'ai vu arriver par le mauvais
» usage de ce remède, & les précep-
» tes que nous donne ZUINGERUS sur
» cette drogue. »

L'OPIUM, lorsqu'il n'est pas admi-
nistré par un Médecin, est un poison
pour les hommes de tous les pays ; il
l'est par conséquent pour un Turc la
première fois qu'il en fait usage ; & il
en résulteroit des accidens, s'il ne com-
mençoit par une dose très-foible. Sans
entrer dans des discussions étendues sur
la manière dont l'opium agit sur l'économie animale, il faut dire une fois,
que l'opium agit comme les autres narcotiques. Il raréfie le sang extraordinai-
rement, & par conséquent dilate à
proportion les vaisseaux qui ont moins
de ressort : tels que sont ceux du cer-

veau; d'où il s'enfuit une compreſſion
ſur l'origine des nerfs, une ſuſpenſion
de la ſécrétion des eſprits animaux,
une ceſſation générale de toutes les
fonctions qui dépendent des organes des
ſens, & une paralyſie univerſelle, mais
paſſagère de tous les nerfs du corps, à
l'exception ſeulement de ceux qui ſervent au mouvement du cœur & de la
reſpiration; car ſi la compreſſion s'éten-
doit malheureuſement juſqu'à l'origine
de ces nerfs, c'en ſeroit fait de la vie
de l'animal (*a*).

IL eſt aiſé de voir que l'opium agit,
& doit agir ſur les hommes de tous les
pays; du moins il doit ſe manifeſter
dans tous les climats, par des effets
plus ou moins ſenſibles. Le climat chaud,
ſous lequel vivent les Turcs, peut bien
amortir un peu l'action des narcotiques,

(*a*) Cours de Chymie de LEMERI, commentée par
M. BARON, Chap. XXV.

mais la manière dont se conduisent les Musulmans y contribue beaucoup. Les Turcs étant extrêmement sobres & ne passant pas un jour sans se baigner, ils ont les pores de la peau fort ouverts, les fibres fort lâches, & du sang en petite quantité; en conséquence de tout cela, la circulation ne se fait qu'avec lenteur dans de pareils corps, & leurs vaisseaux son très-susceptibles de dilatation: c'est pourquoi leur sang trouve un espace libre pour se raréfier, sans rien forcer, par l'action d'une dose ordinaire d'opium. Il ne leur arrivera donc point de compression sur l'origine des nerfs; à moins que par une quantité considérable d'opium, on n'ait porté la raréfaction du sang, jusqu'au point de distendre les vaisseaux autant qu'ils peuvent l'être sans se rompre. Or, la quantité d'opium nécessaire pour produire cet effet, doit être extrêmement

grande dans les Turcs, parce qu'avant
que leur sang ait pris assez de volume
pour occasionner la compression requise,
le plus-grand effort de la circulation se
porte vers la peau, où elle trouve très-
peu de résistance dans les pays chauds ;
par-là, la transpiration est augmentée
considérablement, & l'effet somnifère
de l'opium est diminué dans la même
proportion (*a*).

Ce n'est pas parce que M. CHARAS
étoit *sain & robuste*, qu'il put supporter
douze grains d'opium. Les Turcs n'en
pourroient eux-mêmes faire usage, si
le climat ne les favorisoit un peu, &
si, comme on l'a vu, le régime, les
bains ne les favorisoient particulièrement (*b*). L'usage de l'opium dépend

---

(*a*) Cours de Chymie de LEMERI, Chap. XXV.

(*b*) On verra ailleurs combien ils doivent d'avantages à l'habitude qu'ils ont de se mettre dans l'eau
fréquemment.

donc de certaines circonstances pour n'avoir pas de suites funestes. J'ai parlé plus haut d'une femme qu'un demi-grain d'opium avoit eu la faculté d'assoupir pendant vingt-quatre heures, il est à croire qu'un grain auroit pu lui causer la mort; & cependant, lorsque l'on eut recours au même remède, qui avoit si bien réussi pour lui procurer du repos, on eut la témérité de porter la dose jusqu'à une demi drachme, (36 grains,) & cette quantité ne fit dormir la malade que l'espace de douze heures. Pour confirmer encore ce que j'avance, que les hommes forts & sains ne sont pas plus propres à prendre l'opium que les autres, je citerai M. GEOFFROI l'aîné, qui dit avoir connu une femme obligée d'en prendre vingt-sept grains par jour, pour calmer les douleurs que lui causoit un cancer. Je ne crois pas que dans nos climats on donne impunément une pareille dose d'opium à un homme, si fort & si sain qu'on le suppose. Tout dépend donc de certaines dispositions actuelles qu'il seroit néanmoins imprudent d'assurer exister, pour donner l'opium à dose considérable.

VENETTE, comme Médecin, auroit dû nous donner ses observations sur les suites funestes causées par le mauvais usage de l'opium, qu'il a eu occasion de voir. En ajoutant aux histoires malheureuses que nous ont laissées d'excellens Praticiens (a), il eut rendu le récit suivant moins dangereux pour quelques-uns de ses lecteurs.

« JE ne m'étonne pas si les Turcs » & les autres Orientaux ont une incli- » nation si déréglée à prendre de l'opium » pour jouir d'une volupté indicible. »

ENCORE une fois, l'opium est un

____

(a) ZUINGERUS, STHAL, WILLIS, HOFFMAN, SENNERT, SANCTORIUS, &c. &c.

besoin pour qui y est accoutumé. On commence à en prendre par débauche, & dans les même vues qui font prendre l'électuaire *de satyrio* à quelques débauchées dans notre climat, mais on ne peut se passer d'opium par la suite (*a*). Les couriers en Turquie, qui font chargé des dépêches pressées, en prennent le long de leur route ; ils en font usage quand ils se trouvent exténués, & il leur redonne de la force & du courage (*b*). Beaucoup parmi nous usent

---

(*a*) Les Turcs, pour rendre plus délicieux l'opium qu'ils prennent à leur fête appellée *Biram*, y mêlent quelque chose qui le rend en effet fort gracieux au goût : & c'est-là fans doute ce qui le met si fort en vogue chez eux. Voilà ce qui leur en fait une habitude & une nécessité. *Abrégé des transactions philosophiques.* Vol. 11.

(*b*) Un courier alloit de Constantinople chez M. SA-MUEL BARNADISTON ; étant entré fur la route dans une maison, il y tomba comme mort ; toute la maison étant surprise & intriguée de cet événement, un des valets qui jugea que cette défaillance venoit de ce que le courier avoit consumé toute sa provision d'opium,

de liqueurs par besoin , d'autres pour le seul plaisir qu'ils y trouvent , mais certainement un étranger , qui n'auroit aucune connoissance de nos boissons , ne manqueroit pas de dire que les François font usage de liqueurs pour le plaisir seulement ; peut-être même , diroit-il , pour s'exciter à la débauche avec les femmes , parce qu'il auroit observé que le vin entraîne les hommes vers la volupté ; il pourroit penser également que les hommes ivres jouissent d'une sorte de félicité, s'il observoit ceux qui , lorsqu'ils ont bû , exaltent leur bonheur par les chansons les plus gaies & les plus animées. On peut donc dire que cette *volupté indicible* , n'est pas telle qu'on s'efforce de nous le persuader ,

&

---

lui en fit entrer de force un peu dans la bouche : le courier revint aussi-tôt à lui ; & confessa que le valet lui avoit tenu lieu d'un bon Médecin. *Dict. de Méd.* à l'art. *Opium.*

& qu'elle a plutôt, comme chez nos
buveurs, son siége dans l'imagination
troublée, que dans une sensation réelle
qui affecte l'homme. Je pourrois encore
ajouter, pour confirmer ce que j'avance,
qu'on a donné quelquefois une quadru-
ple dose d'opium à des maniaques, sans
qu'on ait pu leur donner cette tranquillité d'ame, ces extases, qu'on devroit
s'empresser de procurer dans une maladie où les assistans ont tout à craindre
de la part du malade.

» POUR moi, qui ai éprouvé les
» vertus de cette drogue, dans une ma-
» ladie presque désespérée en 1688,
» je dirai sincérement ce que j'en ai
» ressenti. Tous les remèdes m'étoient
» alors inutiles dans les vomissemens
» excessifs, dans le fâcheux cours de
» ventre que je ressentois. Je crus qu'il
» n'y avoit point au monde d'autre
» moyen de me sauver, que de pren-

H

» dre deux grains d'extrait simple
» d'opium. Je ne l'eus pas plutôt pris
» que je me sentis guéri, comme par
» miracle, & que pendant un jour en-
» tier je ressentis des plaisirs que je ne
» saurois exprimer. Une petite vapeur
» douce & chatouillante couloit insen-
» siblement, comme je le pense, par
» les nerfs & par les membranes ex-
» ternes de mon corps. Cette vapeur
» me causoit une volupté excessive ;
» car depuis la nuque du cou & les
» épaules jusques au croupion, je sen-
» tois un chatouillement qui me cau-
» soit un plaisir parfait ; puis cette
» vapeur agréable étoit portée aux pieds
» & aux genoux, où je ressentois en-
» core principalement autour de la ro-
» tule, des chatouillemens inexplicables.
» Ce plaisir se fit ressentir plusieurs fois
» en sommeillant, pendant ce jour-là,
» si bien que je ne fus pas marri d'avoir

» été malade, pour avoir ressenti des
» plaisirs, qui sont une ombre de ceux
» du ciel & une image d'une félicité
» bien imaginée. »

VENETTE ne donne pas un état assez
circonstancié de sa maladie, pour qu'on
puisse juger si l'opium étoit indiqué ou
non; ce qui est certain, c'est qu'il dit
devoir sa guérison à l'opium, ainsi je
ne m'arrêterai pas à un objet, qui d'ailleurs s'écarte du mien. Mais cette *béa-
titude, ces plaisirs, ombre de ceux du
ciel*, y ont quelque rapport, & VE-
NETTE, en parlant de l'effet, auroit dû
s'attacher davantage à la cause.

DANS l'état où il se trouvoit, son
imagination fut aisément exaltée; & ce
qu'un autre auroit peut-être pris pour
de la douleur & un mal-aise général,
VENETTE le prit pour cette volupté
dont il s'efforce de nous donner une
idée. Il est constant néanmoins, que

lorsque l'opium commence à agir sur les membranes de l'estomac, (partie si délicate qu'elle a été regardée par quelques philosophes , comme le véritable siége de l'ame,) il y cause une sensation agréable, qui par le moyen des nerfs qui en sont affectés , peut se communiquer dans d'autres parties; mais il y a loin de cette sensation à l'espèce d'extase , à cette félicité dont il est question. On est obligé de convenir que, si l'opium occasionne dans quelques circonstances, une légère sensation de plaisir, l'imagination a encore beaucoup de chemin à faire pour conduire l'homme à cette félicité suprême. Les charlatans Indiens se servent de l'opium, qu'ils mêlent néanmoins avec quelqu'autre substance, pour jetter ceux qui en usent dans une sorte de délire, qu'ils prennent pour des extases réelles. Ces charlatans annoncent même d'avan-

ce, tout ce que l'on verra ou enten-
dra dans l'extase, & en effet tout cela
arrive ; mais on ne doit pas en être surpris..... Combien de gens croient avoir
vu le Diable, avoir assisté au Sabat,
après que leur imagination a été échauffée par quelqu'un de ces imposteurs
qu'on honore du nom de magicien !
Au reste, cette observation de VE-
NETTE, qui à la rigueur devient étrangère à son ouvrage, n'auroit pas dû y
être insérée ; les gens de l'art la ver-
roient avec plus de satisfaction dans un
traité qui ne sort pas du cercle des sa-
vans, que dans un ouvrage fait pour
tous les états, & qui par-là même ne
sauroit être trop circonspect.

CE que j'ai dit jusqu'à présent a
dû faire connoître, que nous man-
quions de détails très exacts sur l'usage
de l'opium & sur ses effets dans l'Orient ;
en voici quelques-uns qui jetteront un

peu de jour sur cette matière.

M. TOURNEFORT, & quelques-
autres voyageurs inftruits, ont obfervé
que chez les Turcs, les gens fobres en
prennent rarement une quantité confidérable, & qu'ils fe contentent d'en
mêler quelques grains dans leur café.
Dans l'Empire du Mogol, l'opium eft
auffi commun dans les boutiques, que
le tabac l'eft dans les nôtres, & les
habitans n'en font guère ufage qu'après
l'avoir mêlangé avec quelqu'autre ingrédient tel que la rhubarbe, ou fon
extrait.

PROSPER, ALPIN & BELLONIUS,
difent que les Turcs & les Égyptiens
n'ufent d'opium que pour fe rendre plus
joyeux, plus intrépides, plus propres à
l'Amour ; mais ces deux Auteurs re-
marquent en même-temps, que quoique ceux qui font excès de cette drogue paroiffent joüir d'une bonne fanté,

ils font cependant plus froids & moins réglés dans leurs fonctions, paroiffent toujours ivres ou affoupis, font fujets à beaucoup de maladies, ftupides, inconftans, niant dans un temps ce qu'ils ont affuré dans un autre, ce qui les rend d'un commerce impraticable. De là vient, que lorfqu'on veut reprocher à une perfonne qu'elle fe contredit, on l'accufe d'avoir mangé de l'opium, comme nous l'accuferions chez nous d'être ivre.

Le feul effet que produit l'opium fur les Perfans, eft l'ivreffe; & lorfque dans ce pays on veut défigner un homme ivre, on dit qu'il a mangé de l'opium. Le Gouvernement s'efforce en vain de profcrire l'ufage de cette fubftance, il ne peut y parvenir. Quelques exemples qu'il y ait que l'opium altère vifiblement la fanté, les Perfans font toujours paffionnés pour cette drogue, & la prennent en décoction, en pilules, ou la mêlent au tabac qu'ils fument. (*a*)

WEDELIUS nous apprend que l'opium cause, aux personnes d'un tempérament chaud, des pollutions nocturnes & un priapisme continuel, *sur-tout lorsqu'elles ont de la disposition à ces maladies* ; aussi, ajoute notre Auteur, est-il un puissant aphrodisiaque, quand on le mêle avec de l'*ambre* ou de l'essence d'ambre. Cet Auteur restreint les vertus de l'opium, en convenant qu'il agit relativement à l'Amour sur les personnes qui y sont assez disposées, & en lui donnant l'ambre pour second, lorsqu'il s'agit d'émouvoir le tempérament. Mais on ne donne que rarement l'ambre en substance, à moins que ce ne soit pour aromatiser quelques remèdes composés ; à l'égard de l'essence d'ambre, elle peut

---

(*a*) *Mélanges intéressans & curieux*, &c. tom. VII,

par sa qualité pénétrante & cordiale, réjouir les esprits, & par conséquent disposer à l'Amour, sans qu'elle mérite pour cela plus que d'autres compositions le titre imposant d'aphrodisiaque.

JE crois que l'on peut encore diminuer la réputation accordée à l'opium, d'après l'explication que j'ai donnée de sa manière d'agir. En convenant qu'il raréfie & augmente le mouvement du sang à un degré extraordinaire ; qu'il gonfle les vaisseaux sanguins, que ceux-ci, dans cet état, pressent les nerfs, & interrompent le cours des esprits & des autres liqueurs contenues dans les vaisseaux plus foibles ; on concevra que l'opium & les autres narcotiques peuvent, doivent même donner à l'homme, le signe extérieur qui annonce sa valeur auprès des dames. Mais si on fait réflexion que les nerfs & les autres canaux sont en quelque sorte obs-

H v

trués pendant l'action de l'opium, (*a*)
on conclura que cette substance doit
produire de violens desirs , augmentés
par un appareil qui semblent annoncer
qu'on peut les satisfaire ; mais en même
temps, une sorte d'impuissance qui a
sa source dans la trop grande vigueur
du principal organe de nos plaisirs. Ma
conjecture est appuyée sur des observations. On nous dit que les Chinois
qui sont établis à Batavia , se servent
d'un certain électuaire qu'ils nomment
affion (*b*) pour s'exciter à l'Amour ;
son effet, dit - on, est si violent qu'il
produit en eux une passion brutale qui
dure toute la nuit , & qui oblige souvent
leurs maîtresses à s'échapper de leurs

(*a*) De l'aveu des Médecins, l'opium arrête toutes
les évacuations, celles de la salive , des urines , des
selles , &c. il n'y a que la sueur qu'il augmente.

(*b*) Cet électuaire est composé avec l'opium, que
l'on donne aussi en liqueur, elle s'appelle *Matael*.

bras. Je crois que les effets que produit l'*affion*, ne font autre chofe que
ce qu'on vient de dire. La paffion brutale des Chinois eft caufée par l'état
dans lequel ils fe trouvent, & qui femble leur annoncer à chaque inftant le
moment de la jouiffance. L'obftacle
les irrite, ils perféverent fous les auf-
pices heureux qu'ils croient entrevoir;
mais cet état de rigidité n'eft pas le feul
néceffaire pour s'enivrer des délices de
l'Amour, ils ne peuvent fuppléer à ce
qui manque à leur bonheur.... La victime de leurs defirs s'échappe à des
careffes brutales qui femblent étrangè-
res au plaifirs; elle fuit un barbare, qui
s'annonce dans la lyce amoureufe, avec
des armes redoutables qui peuvent blef-
fer, fans pouvoir même fentir, ni goûter
le prix de la victoire.

Il faut ajouter à cela, que l'on eft
tellement perfuadé que l'opium arrête

180 *Des aphrodisiaques , ou remèdes*
toutes les évacuations , excepté la transpiration, que d'habiles praticiens ont
guéri des hommes , que des évacuations
trop fréquentes de la liqueur feminale
épuisoient , par le moyen de l'opium.
Je sai qu'il seroit dangereux de donner
cette substance dans tous les cas où il
faut s'opposer à l'Amour ; M. TISSOT
fait même voir qu'il seroit préjudiciable
dans plusieurs circonstances ; mais il n'est
pas moins vrai qu'il en est aussi, dans
lesquelles un moyen d'arrêter les pollutions nocturnes , est d'employer des compositions où entrent l'opium , & ces
circonstances sont indiquées dans l'*Onanisme*. (*a*)

DES hommes d'un caractère sombre ,
& par conséquent peu communicatif,
ont cherché des moyens extraordinaires
de se procurer une sorte de sensation

----

voluptueufe qu'eux feuls puſſent goûter. C'eſt un chapitre à placer dans l'hiſtoire des délires de l'eſprit humain, que les égaremens dans lequel il ſe plonge pour goûter le plaiſir. Un jeune homme de Paris, s'enfermoit dans ſa chambre, ſe ſerroit la poitrine, le ventre, les bras, les poignets, les cuiſſes & les jambes avec des cordes à nœuds coulans, dont les bouts étoient fixés à des clous plantés dans les quatre murailles. Ce jeune homme qui fut ſur le point de perdre la vie dans une des expériences qu'il faiſoit ſur le plaiſir, avoua que lorſque la compreſſion des ligatures étoit arrivée à un certain point, les ſouffrances qu'il avoit d'abord eſſuyées étoient délicieuſement payées par la ſenſation agréable qui ſuccédoit.

C E moyen extraordinaire de ſe procurer du plaiſir, ne tentera, je crois, perſonne. En ſuppoſant, & il faut abfolument le faire , que la cervelle du Méchanicien fût dérangée , on concevra qu'il falloit peu de chofe pour exciter fon imagination ; ou bien , il faut croire que cet état critique où l'homme a prefque toutes fes fonctions fufpendues , où il tient encore au monde , en touchant à la mort , offre des delices qu'il n'eft pas aifé de concevoir , & que je n'entreprendrai pas d'expliquer. Un cavalier Irlandois , qui fut retiré du fond de l'eau fans connoiffance, en avouant l'obligation qu'il a à un maréchal des logis qui fut fon libérateur , affure que fa préfence lui infpire une horreur fecrette & invincible. Ce fentiment plus fort que lui , provient , dit-il , de ce qu'il goûtoit dans ce gouffre profond une quiétude délicieufe & inexprimable (*a*).

(*a*) *Anecd. de Méd.* prem. par. Anecd. XX. On peut voir quelques autres obfervations analogues , & l'explication que l'Auteur donne de ces phénomènes.

ON a auſſi cherché les moyens de ſe procurer les forces néceſſaires pour goûter le plaiſir, dans certaines préparations célébrées par les Alchymiſtes. Frappés par l'éclat de l'or, ſon indeſtructibilité & ſes autres qualités, quelques hommes ſe ſont imaginé que ce métal pouvoit porter dans l'économie animale une ſource de vie intariſſable. Des charlatans ont abuſé de la crédulité des hommes riches & voluptueux pour leur faire payer bien cher des préparations dans leſquelles on faiſoit, dit-on, entrer l'or ſous différentes formes. J'ai vu dans un mémoire du dernier ſiécle, l'hiſtoire d'une femme, qui, pour ſe procurer un héritier, ranimoit les reſſorts d'un tempérament épuiſé, en prenant tous les matins pour cinquante francs *d'or potable* dans un bouillon. Cette compoſition, qui, pendant quelque-temps, jouit d'un certain

crédit, n'étoit qu'une teinture tirée de
végétaux, ou de minéraux qui pouvoient fournir une couleur approchante
de celle de l'or, mais dans laquelle les
charlatans se gardoient bien de faire
entrer un métal aussi précieux. Et qu'auroit-il produit ? Les Chymistes savent
combien sa décomposition est impossible
à certains égards ; les Médecins n'igno-
rent pas que l'or ne peut passer dans le
sang ; & qu'il agit seulement sur l'estomac & les intestins comme un purgatif
violent, lorsqu'il est préparé. On a mis
en réputation depuis quelques années,
une teinture d'or, connue sous le nom
d'or potable de Mademoiselle Grimaldi,
& dont quelques personnes vantent les
effets merveilleux dans tous les cas où
il s'agit d'animer & de fortifier. M.
BARON a démontré que cette liqueur
étoit nommée improprement *or potable*,
& même *teinture d'or*, puisque l'or ne

peut se décomposer par aucune sorte de dissolvant ; & que par conséquent toute la vertu médicinale de cette teinture ne peut être attribuée qu'à l'huile essentielle de romarin , à la quantité d'esprit de vin qui fait la base de cette teinture , & enfin , à la combinaison de ces liqueurs avec une portion des acides de l'eau régale qu'on emploie dans cette composition pour dissoudre l'or.

Ce n'est pas dans les entrailles de la terre qu'il faut chercher les moyens de pouvoir s'immortaliser en multipliant son espèce , & c'est ici que l'on peut appliquer ce que disoit un homme célèbre de l'art de prolonger la vie. Chercher ce secret , dit - il , dans les minéraux & les métaux , paroît une injure faite à la Nature. Elle auroit renfermé dans les entrailles de la terre un trésor si utile ! Elle , qui veut que tout vive , auroit caché dans des matières si peu

propres à être nos alimens , ce qui doit
prolonger la vie ! Et ce ne feroit que
par les opérations les plus fubtiles de
la chymie qu'on parviendroit à fuivre
le deffein de la Nature le plus marqué (*a*) ! Gardons - nous de le croire ;
fi les fubftances que l'on a tiré des entrailles de la terre , font de la plus
grande utilité pour la confervation des
hommes , c'eft que les maux auxquels
ces fubftances remédient font hors de
la Nature ; c'eft que dans l'état où elle
a mis l'homme fur la terre , il pouvoit fe
paffer d'un métal falutaire qui eft devenu , fi j'ofe le dire , plus précieux
que l'or pour une grande partie des
hommes. Les maux qu'ils ont accumu-
lés fur eux étant hors de la Nature ,
ils ont cherché des remèdes hors de
la Nature , car j'appelle ainfi tout ce

____

(*a*) *Œuvres de M. de* MAUPERTUIS, tom. 2,
Lettr. XIX.

qui ne s'offre pas à la surface de la terre, tout ce qui demande certaines préparations. Enfin, la chymie, art si utile dans les circonstances actuelles, devoit être inconnu à l'homme primitif, parce qu'elle n'avoit aucune relation avec son état. C'est dans les jardins de la Nature, & non pas dans les laboratoires de la chymie, dit M. CLERC, que naissent les secours vraiment faits pour l'homme (*a*).

CETTE réflexion appuie encore ce que j'ai avancé ailleurs au sujet des moyens que l'on emploie pour dompter la passion physique de l'Amour. Cet effort est désavoué par la Nature ; aussi n'a-t-elle répandu sur la terre aucuns végétaux capables de briser le tempérament. On ne trouve pas plus de ressource en pénétrant l'intérieur de la

-----

(*a*) *Histoire Naturelle de l'homme malade. Tome premier.*

terre, tant la réflexion de M. de MAU-
PERTUIS est juste.... *La Nature veut
que tout vive !* Et c'est par cette raison,
qu'elle n'a pas produit non plus des
substances capables de conduire l'homme à la mort par l'excès des plaisirs.

ELLE a répandu sur la surface de la
terre, des alimens capables de réparer
les pertes que les corps font continuellement, & ceux-là suffisent pour nos
besoins de toute espèce. Le régime que
j'ai proscrit dans le chapitre précédent,
convient à ceux qui ont besoin de *stimulant* pour l'Amour, & ils trouveront encore d'autres secours dans le
chapitre suivant & dans celui qui a pour
objet la stérilité. Le but que je m'étois
proposé dans celui-ci se trouve rempli,
si j'ai démontré que la Nature ne souffre
pas de violence dans les fonctions naturelles, & qu'aucune des substances

que l'on vante comme capables d'em-
brâser les hommes de la paſſion la plus
violénte, ne ſe prêtent à ſeconder les
vues de ceux qui les emploient.

CHAPITRE V.

De l'Impuiſſance.

Vois ces ſpectres dorés s'avancer à pas lents,
Traîner d'un corps uſé les reſtes chancelans,
Et ſur un front jauni, qu'a ridé la molleſſe,
Etaler à trente ans leur précoce vieilleſſe :
C'eſt la main du plaiſir qui creuſe leur tom-
    beau ,
Et bienfaiteur du monde , il devient leur bour-
    reau (*a*).

LES qualités néceſſaires pour donner naiſſance à un individu, ont
été accordées à tous les êtres animés , &

______

(*a*) M. THOMAS , *Epitre au Peuple.*

jusqu'aux approches de leur diffolution ,
ils peuvent , s'ils ont été économes de
leurs plaifirs , jouir du plus beau privi-
vége qu'ait accordé la Nature. Un vieillard qui n'a pas abufé du printemps de
fon âge , peut encore offrir quelques facrifices à l'Amour ; celui , au contraire ,
qui a accéléré l'inftant de la jouiffance ,
qui a multiplié fes plaifirs en irritant la
volupté , eft incapable d'en jouir lorfqu'il touche au terme marqué par la
Nature , pour étendre , communiquer ,
perpétuer fon exiftence. C'eft en vain
qu'un tel homme vouloit réalifer les
plaifirs qu'une imagination prefque éteinte , lui rappelle encore ; c'eft en vain
qu'il auroit recours aux moyens dont j'ai
parlé , puifque l'on a vu combien peu
il y faut compter. Un homme dans cet
état malheureux a befoin des fecours de
la Médecine pour conferver fon exiftence , s'il peut aimer la vie étant privé

de ce qui en fait souvent le bonheur : traîner des jours tristes, en proie aux remords jusqu'à ce que la parque termine une vie mêlée d'amertume, est bien assez pour un tel homme. Qu'il ne pense donc pas à laisser à la postérité des descendans, qui, sans être coupables des excès de leur père, en partageroient la peine. Ce n'est pas pour cet homme que j'écris ; mais il en est chez qui des obstacles qu'ils ne se sont pas attirés, s'opposent au bonheur qu'ils auroient d'être pères.

Je suppose un individu auquel la Nature n'a rien refusé de ce qui peut coopérer à la propagation de son espèce ; mais qu'une foiblesse héréditaire, ou une langueur, suite assez ordinaire des maladies aiguës, met hors d'état d'offrir à l'hymen le tribut que tout homme paie si volontiers. Si cet homme, malheureux sans l'avoir mérité, me confie son état, si je puis le consoler, je le ferai. Rien, je crois, ne s'y oppose; il ne s'agit pas de chercher les moyens honteux qu'invente la débauche pour faire illusion à l'impuissance : il ne faut que prescrire un régime qui puisse aider la Nature sans la forcer.

JE ne proposerai pas l'exemple de TAMERLAN, père de cent enfans, & vainqueur de cent peuples, qui se faisoit fustiger par esprit de débauche. Ni celui du philosophe PEREGRINUS, dont LUCIEN nous a conservé l'histoire. Ce Cynique, porté aux plaisirs de l'Amour, se fouettoit en public, & environné d'une foule de peuple, commettoit l'action infâme que l'on a tant reprochée à DIOGÈNE (*a*). La fustigation doit exciter les parties que l'on cherche

______

(*a*) Voyez dans la traduction de LUCIEN, par d'ABLANCOURT, tom. III. *Le mot de Pérégrinus.*

che à émouvoir ; mais la religion profcrit ce moyen d'appeller la jouissance :
elle ne pourroit être tolérée que dans
quelques circonstances où les Médecins
l'ordonneroient pour féconder les caresses stériles des époux. CŒLIUS RHO-
DIGINUS rapporte l'observation d'un
homme, qui ne pouvoit consommer la
jouissance, s'il n'étoit violemment excité
par des coups de fouet qui lui mettoient
le corps en sang. OTHON BRUNSFELD,
dit la même chose d'un homme, qui de
son temps étoit à *Munick.* Un écrivain, qui a traité *des passions des parties génitales*, assure qu'on peut se provoquer à l'amoureux déduit, lorsqu'on
se trouve froid à cet égard, en se pi-
quant ces parties avec des orties vertes (*a*). Il seroit facile de rassembler

----

(*a*) Voyez l'*Histoire des Flagellans*, où l'on fait
voir le bon & le mauvais usage des *flagellations*, &c.
par l'Abbé BOILEAU, Chap. X.

I

pluſieurs autres obſervations, pour prouver l'efficacité de la flagellation dans
certaines circonſtances, ſi ceux qui en
ſont les ſujets, n'avoient pratiqué cette
manœuvre dans les vues de pouſſer la
lubricité à ſon dernier excès.... Ce ſeroit
être, en quelque façon, leur complice
que de s'appeſantir ſur leurs débauches
effrénées. Je me hâte de paſſer à des
moyens plus doux & moins repréhenſi-
bles de corriger l'impuiſſance.

En traitant les tempéramens, j'ai fait
remarquer ceux qui portoient néceſſairement l'homme vers les plaiſirs. On a
vu que le *ſauguin*, le *bilieux* ſur-tout,
le *mélancolique* même, étoient aſſez diſ-
poſés à l'Amour, & que le *pituiteux*
ou *phlegmatique*, étoient d'une conſtitution peu favorable à la propagation
de l'eſpèce. L'homme qui a ce tempérament doit donc s'obſerver davantage
que les autres, s'il veut être utile à la

postérité. Je ne prétends pas néanmoins que les hommes impuissans ne se rencontrent que parmi les pituiteux : cela se trouve plus généralement ; mais les autres constitutions, sans en excepter même la bilieuse, en offrent aussi des exemples ; parce que chacune de ces constitutions a des vices, plus ou moins apparens, qui peuvent produire le même effet.

Non seulement l'impuissance a pour cause le physique, mais encore le moral, & elles influent plus ou moins selon le tempérament. Cette idée tient à quelques - autres que je vais développer avant d'indiquer la méthode curative.

Je divise l'impuissance en *habituelle* ou *obsolue*, & en *accidentelle* ou *passagère*. Par la première, j'entends l'état d'un homme, qui depuis sa naissance

n'a donné aucune preuve de virilité : la
seconde est une cessation subite des
signes qui annoncent l'habileté à la propagation de l'espèce, & cette sorte d'impuissance est beaucoup plus commune
que l'autre ; mais aussi on a tout lieu
d'en espérer la guérison, ce qui est très-
difficile dans la première espèce d'impuissance.

VOULOIR définir l'union des sexes,
une fonction purement animale, comme le prétendent quelques Philosophes
de nos jours, c'est s'efforcer de dégra-
der la Nature ; elle qui ne fait rien dans
l'univers où l'on ne remarque des traits
qui annoncent qu'elle unit par - tout
l'agréable à l'utile ! L'ensemble du monde physique offre un spectable enchanteur, que l'on observe avec un plaisir
nouveau si on descend dans les détails.
N'aurions-nous pas également recueilli
des fruits délicieux, quand bien même

la Nature n'auroit pas fixé notre ad-
miration par la beauté des fleurs qui
les précèdent ? Ces fruits auroient-ils
moins flatté notre appétit, si l'éclat &
la variété de leur couleur n'eût prévenu nos yeux ? Enfin, quelques animaux
seroient-ils moins sacrifiés à notre délicatesse, si leur forme eût été moins élé-
gante & la beauté répandue sur eux
avec moins de profusion ? Pourquoi re-
trouve-t-on dans tous les êtres cette
symmétrie, ces couleurs, la beauté enfin ? C'est que la Nature a voulu faire
ensorte, que tout fût vivant dans l'univers ; que chacun des individus qui y
est placé, fût pour le mieux possible,
& qu'il pût fixer avec complaisance
ses regards sur lui ; dans toutes les gradations par lesquelles il doit passer . . . .
L'homme auroit-il été excepté de cette
loi générale ? L'auguste fonction qu'il
doit remplir, en laissant à la postérité

I iij

des parcelles de son existence, se feroit-
elle machinalement, ou si l'on veut
par le seul instinct ? Eh quoi ! la Nature
verroit l'homme reproduire son semblable, sans qu'il parut savourer les
délices qu'elle attache à ces momens
précieux ! Le discernement ne seroit
rien pour lui ! Pressé par le besoin, il
jouiroit sans connoître la jouissance !
Ses desirs, ou plutôt ses besoins satisfaits, l'image du plaisir ne se retraceroit
plus dans ses idées ! La femme qui auroit partagé son bonheur en l'augmentant, lui deviendroit indifférente, dès
que l'extase ..... Que cette image de
l'Amour est triste à mes yeux ! Je vois
une draperie sombre qui couvre le plaisir ; je vois la Nature qui commande
aux hommes de multiplier, & ceux-
ci obéissent comme des esclaves aux
volontés du maître impérieux qui les
gouverne. Dès-lors tout sentiment déli-

eat cesse ; aucunes de ses tendres émotions qui précèdent & suivent le plaisir ; aucune de ces douces liaisons dont la durée est une suite de sensations délicieuses ; en un mot, rien à l'imagination, tout à l'instinct.

VOILA les objets que présente l'Amour considéré à la rigueur du côté physique. Il offre peu d'exemples d'impuissance, puisque l'homme ne cherchant qu'à satisfaire sa passion, tout lui devient égal ; & que souvent l'impuissance naît du peu de rapport qui existe entre les individus qui sont forcés de s'unir. Semblable aux animaux, il oblige la première femelle qu'il rencontre, non pas à partager ses plaisirs, ce motif ne peut l'animer, mais seulement à céder à la violence des desirs, à l'impétuosité, à la fureur du tempérament.

L'IMPUISSANCE, occasionnée par le

moral de l'Amour, a sa source dans l'imagination : c'est un malheur pour quelques individus ; mais il résulte, de cet empire de l'imagination sur nos plaisirs, un bien général qui comble de félicité les hommes dont le cœur partage la jouissance. C'est une fleur que la Nature a jetté sur le plaisir, & qui est ornée de couleurs plus ou moins vives, selon que l'ame sent plus ou moins les transports de l'Amour. Dans une union assortie, où les deux sexes desirent également le moment heureux qui doit les couronner, le plaisir s'offre sous les couleurs les plus belles ; c'est une rose qui se colore peu à peu, qui s'épanouit à la volupté .... D'une alliance cimentée sur des convenances, qui n'existent pas dans la Nature d'une union dont les intéressés ne ressentent pas l'allégresse du cœur, il résulte souvent des transports, que l'on me permettra de nommer *melancoliques*, des extases *sombres* : en un mot, des plaisirs *obligés*, naît l'indifférence ; & de-là à l'impuissance, il n'y a qu'un court trajet pour beaucoup d'hommes.

C'est dans ce cas, que l'Amour moral peut occasionner l'impuissance, du moins celle que je nomme accidentelle. Ne voit-on pas des hommes, qui ayant prouvé qu'ils étoient dignes des faveurs de l'Amour, ont vu s'éclipser leur réputation sous les drapeaux de l'Hymen ? On ne peut apporter trop d'attentions dans l'assortiment des mariages ; de la négligence sur cet article, suit, & on en a que trop d'exemples, l'impuissance, ou ce qui revient au même pour l'espèce, la stérilité (*a*). Une preuve sen-

____

(*a*) En supposant que la Nature eût créé primitivement les animaux pour s'accoupler sans choix dans chaque espèce, il faut convenir que parmi ceux qui nous environnent, il y a, quoique l'on en dise, une sorte de discernement en Amour. Il tiendra si

fible de l'influence du moral fur le physique dans la jouiffance, eft l'impuiffance accidentelle qui faifit quelques hommes ; lorfqu'ils veulent effayer leurs forces dans les réduits confacrés à la débauche. *Arifte* a prouvé fa vigueur en amour, lors que fon cœur étoit d'intelligence avec fes fens : un moment d'ivreffe le conduit chez *Laïs* ; elle expofe des charmes redoutables, *Arifte* s'enflamme par les yeux, il va fuccomber, lorfque l'imagination s'arrête ; & peignant le vuide des plaifirs qui lui font offerts, *Arifte* eft dans l'impoffi-bilité de confommer un acte dans le-

l'on veut à des rapports, à des convenances phy-fiques ; mais il n'en fera pas moins vrai, que l'Etalon, le Taureau, ne faillent pas avec la même ardeur indiftinctement les femelles qu'on leur pré-fente, & qu'il en eft même qu'ils refufent tout-à-fait, & d'autres pour lefquelles ils s'emploient & fe fatiguent inutilement. Une chienne choifit entre dix mâles de fon efpèce qui l'environnent, celui qui doit la couvrir.

quel le cœur ne veut point paroître. Si
Ariste est sage, il fuira un objet témoin
de sa foiblesse ; & dans le sein de
l'épouse qui le chérit, il ira reprendre
la qualité d'homme. S'il s'obstine à lu-
tiner sa foiblesse, si *Laïs* en rougissant
du peu de succès de son art, y emploie les dernières ressources, *Ariste*
perdant la trace des vrais plaisirs, ne
les goûtera plus ; ses organes, ne pouvant être émus que par les ressorts qu'emploie la débauche, seront insensibles
aux tendres caresses de l'Amour.

LES visites d'Experts qui décident
de la puissance ou de l'impuissance,
doivent être souvent fautives, puisque
dans la circonstance que nous venons
de supposer, les parties extérieures
étant conformées comme elles doivent
être, on en portera un jugement avantageux, tandis que l'homme sera impuissant ; non pas à la rigueur, mais assez

pour être inhabile à la génération. Quoique la débauche soit assez géné alement
la principale cause de l'impuissance, elle
n'apporte pas beaucoup de changement
aux parties extérieures de la génération (*a*); elle agit avec force sur celles
qui ne sont pas aussi évidentes. Les
vaisseaux spermatiques, les vésicules
séminales sont affoiblis, relâchés; la liqueur prolifique est trop peu abondante,
ayant été filtrée par des organes qui ont
perdu leur ressort; les esprits animaux
sont en trop petite quantité pour donner
de l'action aux muscles érecteurs & aux
éjaculateurs; à quoi il faut ajouter une
imagination éteinte, incapable de créer
même des desirs. Ceux-ci, quoiqu'en-

(*a*) On a observé, au contraire, que beaucoup
d'hommes à la suite des débauches qui les avoient
épuisés, offroient encore, mais dans un état d'atonie,
un spectacle imposant, qui cesse de l'être si ces hommes exigent des effets qui répondent aux apparences.

fantés par l'imagination, doivent beaucoup auffi à l'état phyfique, auquel
l'imagination ne fupplée jamais. Des
hommes, qui dans l'âge de la force
n'ont pu conftater leur vigueur en
goûtant les prémices des plaifirs du
mariage, ne manquoient certainement
pas de bonne volonté. Il faut s'en prendre aux déréglemens qui ont altéré leur
conftitution, & à l'habitude où ces
hommes étoient de rencontrer le plaifir fans le chercher; habitude qui leur
rend impoffible l'acte le plus délicat
de la volupté.

L'HISTOIRE nous a tranfmis les noms
de quelques hommes célèbres par leurs
débauches; elle nous apprend auffi
leur impuiffance, lorfqu'ils ont eu à
lutter contre la virginité. (*a*) Eft-il be-

____

(*a*) THÉODORIC, Roi de Bourgogne, fut vail-
lant homme avec les courtifannes, & ne put jamais
confommer fon mariage avec HERMANBERG, fille du

ſoin d'ouvrir les archives de l'hiſtoire
pour y trouver des exemples de la foibleſſe des hommes ? En jettant un coup
d'œil ſur la ſociété actuelle, on ne verra
que trop de preuves de la dégénération de l'eſpèce. Combien d'hommes
liſent, en rougiſſant, l'hiſtoire des peuples qui habitent les Iſles *Philippines*,
chez qui les hommes riches offrent une
récompenſe au pauvre robuſte qui doit
leur épargner les douceurs qu'on goûte
dans la première jouiſſance.

UNE eſpèce d'impuiſſance bien dif-
férente de celle dont on vient de parler, eſt l'impuiſſance occaſionée par
une paſſion trop ardente. Un amant
après avoir deſiré, avec tous les feux do

Roi d'Eſpagne. AMASIS, *Roi d'Égypte, épouſa*
LAODICE, *très-belle fille Greeque, & lui qui ſe*
montroit gentil compagnon par - tout ailleurs, ſe
trouva, dit MONTAGNE, *fort court à jouir d'elle*

l'Amour, la jouissance de sa maîtresse, se trouve, dans l'instant où il doit être couronné, incapable de goûter son bonheur. Il n'y a aucun remède à faire pour cette infirmité accidentelle. Ne pas se rebuter, en ne perdant pas la confiance que l'on doit avoir en des organes qui jusqu'alors n'ont pas démenti leur destination ; essayer peu à peu de calmer le désordre de l'imagination trop exaltée, voilà ce que l'on peut prescrire dans cette circonstance délicate. Il faut bien se garder de mettre en usage les remèdes capables d'irriter les esprits, qui ne le sont déjà que trop. Ce seroit tout perdre, que de s'obstiner à remporter une victoire que l'on obtiendra lors que les feux de l'imagination étant plus affoiblis, une partie de ces feux viendra animer les agens de la volupté. (a)

____

(a) *Les mariés, le temps étant tous leur, ne doi-*

On a des exemples singuliers d'une impuissance, qui pour avoir quelques rapport avec les autres, en diffère essentiellement Elle n'est qu'accidentelle, & la cure en est facile, ainsi qu'on le verra dans l'observation suivante. (*a*)

Un noble Vénitien épousa, à l'âge ou l'amour favorise un homme avec complaisance, une jeune Demoiselle très-aimable, avec laquelle il se comporta assez vigoureusement; mais l'essentiel manquoit à son bonheur, tout annonçoit dans ses transports le moment de l'extase, & le plaisir qu'il

vent ni presser, ni taster leur entreprinse, s'ils ne sont prêts. Et vaut mieux faillir indécemment à estrenner la couche nuptiale ... que de tomber en une perpétuelle misère, pour s'estre estonner & désespéré du premier refus.... Avant la possession prinse, le patient se doit à saillies & divers temps, légérement essayer & offrir sans se piquer & s'opiniâtrer, à se convaincre définitivement soi-même. Montagne, Liv. prem. chap. XX.

(*a*) Elle est rapportée par le Docteur Cockburn dans les *Essais de Médecine d'Edimbourg.*

croyoit goûter s'échappoit. L'illusion
lui étoit plus favorable que la réalité,
puisque les songes qui succédoient à
ses efforts impuissans, le réveilloient
par des sensations délicieuses dont les
suites n'étoient pas équivoques sur sa
capacité. Cet époux malheureux, ras-
suré sur son état, vouloit il prouver
efficacement sa puissance & réaliser ses
plaisirs ? il en procuroit sans pouvoir
les partager ; en un mot, l'érection
la plus forte n'étoit pas accompagnée
de ce jaillissement précieux qui fait
connoître toute l'étendue de la volupté.
On fit inutilement plusieurs remèdes
pour procurer des plaisirs à un homme qui
méritoit de les connoître, & que son
amour consumoit depuis assez long-
temps. On pria enfin les Ambassadeurs,
que la République de Venise entretient
dans les différentes Cours de l'Europe,
de vouloir bien consulter les plus fameux

Médecins des lieux où ils faifoient leur
réfidence, fur la caufe de cette incommodité, auffi-bien que fur les moyens
dont il falloit fe fervir pour y remédier. J'attribuai cette impuiffance, dit
le Docteur COCKBURN, à la trop
grande vigueur de l'érection, qui bou-
choit le conduit de l'urethre avec tant
de force, qu'elle ne pouvoit être fur-
montée par les moyens qui obligent la
femence à fortir des véficules fémina-
les ; au lieu que cette preffion étant
moins forte dans les fonges, l'évacua-
tion fe faifoit avec plus de liberté (*a*).

____

(*a*) MONTAGNE, [& l'on ne peut trop citer
cet Auteur, parce qu'il traite avec fagacité les
caufes morales de l'impuiffance,] parle de celle qui
provient d'une *contention trop forte de l'ame.* *J'en
fai,* dit-il, *à qui il a fervi d'apporter à la jouiffance le corps même, demi raffafié d'ailleurs, pour
endormir la fureur des tranfports amoureux ; & ceux-
là ceffent d'être impuiffans, dès qu'ils font moins puif-
fans.* Ce paffage démontre clairement que MON-
TAGNE auroit connu la caufe de l'impuiffance du

L A méthode curative fut aussi heureuse qu'elle avoit été facile à trouver ; car quelques légères évacuations secondées du régime, satisfirent entièrement.

L'o n sait que pour procurer les évacuations dans ces circonstances, il faut agir avec douceur. Les purgatifs trop énergiques seroient funestes ; au lieu que la saignée y convient mieux, & doit, en diminuant la quantité du fluide qui gonfle les corps caverneux, rendre l'érection moins forte. A l'égard du régime, il consiste dans l'usage des substances rafraîchissantes : les boissons, qui doivent avoir cette qualité, doivent néanmoins être prises avec ménagement ; leur trop grande

Noble Vénitien. Les conseils qu'il auroit pu lui donner, se seroient trouvés différens de ceux du Docteur C O C K B U R N, mais ils auroient également réussi.

abondance dans la veffie , fuffit , comme
je l'ai dit ailleurs , pour exciter l'érection. Les alimens affaifonnés , les liqueurs fpiritueufes , enfin tout ce qui
porte la chaleur dans l'économie animale , doit être profcrit à la rigueur.

L'IMPUISSANCE, dont font attaqués les hommes qu'une fenfation dou-
loureufe affecte , n'eft encore que paf-
fagère ; ils doivent même s'abftenir
d'effayer leur vigueur , jufqu'à ce que
les parties qui l'annoncent , en donnent les fignes les moins équivoques.
Il ne faut pas s'y tromper ; l'érection
accompagne plufieurs maladies , & je
connois des hommes qui ne font jamais affectés par le chagrin , fans ref-
fentir dans tous leurs membres l'érétif-
me le plus violent , quoique l'expérience
leur ait démontré , qu'il étoit impoffible
de tirer parti de la tenfion qui s'obferve
à la verge.

CEUX que la mélancolie a jettés dans l'impuiſſance, doivent mettre en uſage tout ce qui eſt l'antidote du chagrin; mais éviter néanmoins les excès, qui occaſionneroient un ébranlement trop vif dans l'économie animale, & auquel ſuccéderoit un état plus triſte encore que le premier. Les Anciens qui ſavoient, auſſi bien que nous, juſqu'à quel point la triſteſſe peut influer ſur la population, avoient inſtitué des fêtes pendant leſquelles tout le monde ouvroit ſon cœur à la joie. Ils avoient, outre cela, des compoſitions pharmaceutiques, dont la propriété étoit de réveiller les eſprits ; on les appelloit *letificantes*, (réjouiſſans.) Les Romains avoient encore le *Philonium Romanum* ; les Egyptiens le *Bers* (a). Ces derniers craignoient la

---

(a) Ces deux compoſitions étoient des eſpèces d'électuaires, compoſés avec le ſaffran, l'opium, le poivre, le nard Indien, &c. Elles excitoient un

triftesse au point, que pour la bannir, ils avoient recours à des moyens qui jetteroient la crainte & l'horreur dans un autre pays. On apportoit au commencement du feftin, un squelette pour avertir les convives de fe livrer à la joie & au plaifir, parce que le lendemain peut-être ils n'exifteroient plus.

On ne peut guère prefcrire un régime général pour diffiper l'Impuiffance que produit la mélancolie. Chaque homme doit étudier fon tempérament, & faire ufage des chofes dont il s'eft bien trouvé, en s'abftenant de celles qui ont trop influé fur lui. Tout ce qui chaffe la trifteffe combat l'Impuiffance, puifqu'à mefure que les efprits approchent de la gaieté & du contentement,

---

délire gai & momentané, dans lequel on trouvoit vraifemblablement la même fatisfaction monftrueufe que les Européens dans l'ivreffe, felon Prosper Alpin.

les fonctions naturelles se rétablissent.
Le régime doit être fort exact : tous les
alimens de difficile digestion , les fari-
neux non fermentés , les légumes , ne
conviennent point ici : les viandes tirées
des animaux qui ne vivent que d'herbes , & la jeune volaille , doivent être le
fond de la nourriture des mélancoliques ;
les herbes potagères doivent en faire
l'assaisonnement : on peut quelquefois
unir à leur nourriture quelques aromates
légers , comme la mélisse , la cannelle ,
le mélilot : le vin blanc & léger convient dans ces circonstances , &c. mais
le moyen le plus favorable , & sans
lequel le régime est presque d'aucun
effet , est d'aider l'action des alimens
par un exercice léger , en réspirant un
air frais , & en évitant trop de dissipation.

LES personnes dont l'Impuissance a

pour cause la foiblesse, qui suit ordinairement les maladies graves occasionnées par l'excés des plaisirs, ont besoin des secours de la Médecine; & c'est aux hommes de l'art qu'il faut recourir. Parmi les moyens qu'ils ont employés avec succès, les plus efficaces, sont, sans contredit, le *quinquina* & les *bains froids*. Le premier de ces remèdes, dit M. TISSOT, (*a*) est, depuis près d'un siécle, regardé indépendamment de sa vertu fébrifuge, comme l'un des plus puissans fortifians, & comme calmant. Vingt siécles d'expériences exactes & raisonnées, ont démontré que les bains froids possédoient les mêmes qualités. L'on doit même remarquer qu'ils ont, ainsi que l'air, un avantage particulier; c'est que leur action dépend moins de la réaction, c'est-à-dire, des forces de la

Nature,

______

(*a*) Voyez l'*Onanisme*, art. III, sect. X.

Nature, que celle des autres remèdes;
ceux-ci n'agiffent prefque fur le vivant;
les bains froids donnent du reffort même
aux fibres mortes. (*a*)

L'UNION du quinquina & des bains

(*a*) Des Médecins célèbres attribuent au peu d'ufage
que nous faifons des bains, une partie confidérable
de nos maladies : du moins eft-il vrai que les bains
froids influent beaucoup fur la conftitution des hommes
dans les contrées où on les emploie. Les Romains leur
durent cette vigueur étonnante qui les rendoit fi
redoutables. En pourfuivant leurs ennemis, rien ne les
arrêtoit; couverts de fueur, on les voyoit fe jetter à la
nage, & traverfer les rivières & les fleuves. Il feroit aifé
de fortifier une Nation, en fuivant l'exemple de
anciens ; mais on n'y pourra parvenir qu'en mettant
les citoyens de tous les états à portée de faire ufage des
bains, fans occafionner une dépenfe au-deffus de leurs
facultés. Il faudroit auffi en écarter les dangers qu'on y
pourroit courir. Tous les Romains fe baignoient, parce
que ce qu'il en coûtoit ne revenoit pas à plus d'un liard
de notre monnoie. On trouvoit dans leurs bains toutes
fortes de commodités, & même des bibliothèques. Que
l'on compare ces établiffemens à ceux qui exiftent parmi
nous & qui y font relatifs.... En 1757, au mois d'Août,
on comptoit plus de cent perfonnes de noyées dans la
Seine !

K

froids eſt indiquée par la parité de leurs
vertus , ils opèrent les mêmes effets ;
& étant combinés , ils guériſſent des
maladies que tous les autres remèdes
n'auroient fait qu'empirer. Fortifians,
ſédatifs , fébrifuges , ils redonnent les
forces , diminuent la chaleur fébrile &
nerveuſe , & calment les mouvemens
irréguliers produits par la diſpoſition
ſpaſmodique du genre nerveux. Ils rémé-
dient à la foibleſſe de l'eſtomac , &
diſſipent très-promptement les douleurs
qui en ſont la ſuite. Ils redonnent de
l'appétit ; ils facilitent la digeſtion & la
nutrition ; ils rétabliſſent toutes les ſé-
crétions , & ſur-tout la tranſpiration ,
ce qui les rend ſi efficaces dans toutes les
maladies catharrales & cutanées. En un
mot , ils remédient à toutes les maladies
cauſées par la foibleſſe , pourvu que le
malade ne ſoit attaqué ni d'obſtructions
indiſſolubles , ni d'inflammation , ni

d'abscès ou d'ulcères internes ; conditions qui n'excluent, même néceſſairement ou preſque néceſſairement, que les bains froids, mais qui permettent ſouvent le quinquina.

A des préceptes excellens, M. TISSOT joint des obſervations qui en conſtatent la ſolidité. Un jeune-homme d'un tempérament bilieux, dit-il, inſtruit au mal (la maſturbation) dès l'âge de dix ans, avoit toujours été, dès ce temps-là, foible, languiſſant, cacochyme.... Il étoit extrêmement maigre, pâle, foible, triſte. Je lui ordonnai les bains froids, & une poudre avec la crême de tartre, la limaille & très-peu de canelle, dont il prenoit trois fois par jour. Dans moins de ſix ſemaines, il acquit une force qu'il n'avoit jamais connue auparavant.

L'USAGE des eaux ferrugineuſes eſt recommandé, lorſque dans l'impuiſſance il s'agit de donner du ton, du reſſort aux parties. On emploie les eaux de Forges, celles de Passy, & M. Tissot, paroît avoir beaucoup de confiance aux eaux de Spa. Un grand avantage, dit-il, de ces eaux & du quinquina, c'est que leur usage fait passer le lait. (*a*) M. DE LA METTRIE nous a conservé une belle observation de M. BOERRHAAVE. *Ce Duc aimable*, je traduis mot à mot, *s'etoit mis hors du mariage ; je l'ai remis dedans par l'usage des eaux de Spa avec le lait* (*b*)

(*a*) De bons Praticiens ordonnent aussi, à ceux que le lait incommode, de mâcher pendant quelque temps, un peu de quinquina à midi, & un peu de rhubarbe le soir, jusqu'à ce que le lait passe avec facilité. Le quinquina donne de la force, & de la tension aux tuniques des canaux qui portent le chyle : la rhubarbe produit le même effet, & emporte le superflu du lait, avant qu'il s'accumule & s'aigrisse.

(*b*) *Amabilis ille Dux se posuerat extra matrimonium ; ego illum reposui intra.* Supplément à l'ouvrage de *Pénélope.* Voyez aussi l'*Onanisme*, art. III, Sect. X.

IL n'est pas besoin d'insister pour démontrer de quel secours peut être le lait, lorsqu'il s'agit de réparer des pertes considérables. C'est l'aliment le plus simple, le plus facile à assimiler. (*a*) On fait ordinairement usage du lait de femme, d'ânesse, de chevre, & de vache. Chacun a ses qualités différentes, & c'est la maladie que l'on a à combattre, qui doit décider pour le choix. Le lait de vache paroît assez convenir dans la circonstance qui fait l'objet de cet article; mais on doit, autant qu'il est possible, lui préférer

---

(*a*) Le lait est en usage chez toutes les Nations du monde; il étoit, dans les premiers siécles, l'aliment le plus ordinaire. PLINE & quelques Historiens parlent de certains peuples qui ne vivoient que de lait. Dans quelques endroits des pays septentrionaux, il se trouve plusieurs personnes qui ne mangent toute leur vie que du pain, du beurre, du fromage, & à qui le lait tient lieu d'aliment solide & liquide. GALIEN fait mention d'un certain homme qui avoit vécu plus de cent ans, & qui ne s'étoit presque nourri que de lait.

K iij

celui de femme. Cette liqueur eſt certainement la plus naturelle & la plus analogue à nos corps: nous en reſſentons
dans l'enfance, dans la jeuneſſe, & dans
les infirmités de la vieilleſſe des effets
ſalutaires. Il n'y a preſque point d'abattement, ſelon le Docteur CHEYNE, (*a*)
dont cette liqueur ne puiſſe relever le
corps, elle produiroit bien d'autres effets,
ſi elle n'étoit point dépravée, ou affoiblie
par les alimens rances, âcres, mauvais,
dont les nourrices & les perſonnes de
leur état font uſage.

M. TISSOT, craint, en ordonnant
le lait de femme aux hommes chez
leſquels cette liqueur doit réparer les
forces ſans qu'il leur ſoit permis d'en
faire l'épreuve, un inconvenient qui n'eſt
rien moins que cela dans la circonſtance
dont il eſt queſtion ici. C'eſt, dit-il, que

______

[*a*] *Manière de traiter les maladies du corps & de
l'eſprit.*

le lait de femme doit être pris immédiatement au mamelon qui le fournit. . . .
Mais le vase, continue ce Médecin,
n'exciteroit-il point des desirs que l'on
cherche à amortir, & ne seroit-on point
exposé à voir renouveller l'avanture du
Prince dont CAPIVACCIO nous a
conservé l'histoire? On lui donna deux
nourrices; le lait produisit un si bon
effet, qu'il les mit en état de lui en
fournir de plus frais au bout de quelques
mois, s'il se trouvoit en avoir besoin.
Cette observation prouve qu'il est dangereux de faire prendre le lait de femme
à un homme chez qui il est essentiel
d'empêcher l'acte vénérien; mais ne
prouve-t-elle pas aussi, que c'est un
moyen dont on peut tirer parti pour
l'impuissance qui a pour cause une extrême foiblesse.

D'AILLEURS, l'approche du malade,
lorsqu'il fait usage du lait de femme,

contribue beaucoup, sur-tout si cette femme est jeune & saine, à restituer des forces épuisées. Tous les corps vivans transpirent par des pores innombrables que nous nommons exhalans; & une autre espèce de pores, en aussi grande quantité, pompe, absorbe une partie des fluides qui s'émanent des corps qui sont les plus près de nous. (*a*) Il est aisé de concevoir qu'une personne foible se trouvera bien d'être à portée d'*inspirer* les germes de santé, si je peux m'exprimer ainsi, qui s'échappent continuellement d'un corps sain & vigoureux. C'est ainsi que l'on explique comment la jeune fille qui couchoit avec DAVID, lui donnoit des forces, dit M. TISSOT; comment cette même tentative a réussi à d'autres vieillards, à qui on l'a

---

[*a*] Selon les expériences de SANCTORIUS, célebre Médecin d'Italie, de huit livres d'alimens, on en perd cinq par la transpiration insensible.

conseillé ; pourquoi cela affoiblit la jeune personne, qui perd sans rien recevoir, ou plutôt qui reçoit des exhalaisons foibles, corrompues, putrides qui lui nuisent. (*a*)

ON peut encore expliquer par ce moyen, pourquoi certaines personnes se sont mariées fréquemment avec des personnes très-saines, qui peu-à-peu ont dépéri. On voit des hommes qui ont eu six femmes & davantage, se conserver assez bien, tandis que celles-ci perdoient la bonté de leur constitution, qui s'altéroit insensiblement. M. LE BEAU, dans l'*Histoire du bas Empire*, rapporte le triomphe d'un mari sur une femme, qui offrit un spectacle singulier. Rome, dit cet Historien, qui, depuis long-tems avoit perdu l'habitude de voir des triomphes, en vit un sous le règne de

____

(*a*) Art. II. Sect. VIII

K v

THÉODOSE, d'une espèce toute nouvelle, & aussi frivole que Rome elle-même l'étoit devenue, en comparaison de ce qu'elle étoit autrefois. Un homme du peuple ayant déja enterré vingt femmes, en épousa une qui avoit rendu le même office à vingt-deux maris. On attendoit avec impatience la fin de ce nouveau mariage, comme on attend l'issue d'un combat entre deux Athlètes célèbres. Enfin la femme mourut; & le mari, la couronne sur la tête, & une palme à la main, ainsi qu'un vainqueur, conduisit la pompe funèbre au milieu des acclamations d'une populace innombrable.

IL seroit cruel d'exposer la santé d'une personne saine, en la faisant approcher d'un homme dont les pores n'exhaleroient que des fluides putrides & corrompus; cependant, dans le cas d'impuissance causée simplement par la foiblesse, on ne peut pas soupçonner une grande quantité de ces fluides infectes; d'ailleurs dans cet état, la transpiration se réduit à très peu de chose; on inspire beaucoup plus qu'on ne transpire, ensorte que l'on peut espérer un soulagement sensible, sans que la personne qui le procure en ressente de mauvais effets.

Le Médecin CAPIVACCIO, dont j'ai parlé plus haut, connoissoit bien les effets salutaires de cette transpiration *inoculée*, puisqu'il faisoit coucher son malade entre ses deux nourrices, & qu'il est vraisemblable que l'inspiration de leur expiration contribua beaucoup à rétablir ses forces. (*a*)

______

(*a*) L'imagination doit agir aussi dans ces circonstances. *Simon* THOMAS *étoit un grand Médecin de son temps, dit* MONTAGNE. *Il me souvient que me rencontrant un jour à Toulouse, chez un riche vieillard pulmonique, & traitant avec lui des moyens de sa guérison, il lui dit que c'en étoit un, de me donner occasion de me*

Un autre Médecin, contemporain de CAPIVACCIO, conseilla à un jeune homme, qui étoit dans le marasme, le lait d'ânesse & de coucher avec sa nourrice, qui étoit une femme extrêmement saine & à la fleur de son âge; ce conseil réussit très-bien, & on ne le discontinua que lorsque le malade avoua qu'il ne pouvoit plus résister au penchant qui le portoit à abuser de ses forces revenues.

ON pourroit, selon M. TISSOT, conserver un remède utile, & en prévenir le danger, en ne mêlant pas les sexes. Au moyen de cette précaution,

---

plaire en sa compagnie : & que fichant ses yeux sur la fraîcheur de mon visage, & sa pensée sur cette allégresse & vigueur qui regorgeoit de mon adolescence : & remplissant tous les sens de cet état florissant en quoi j'étois lors, son habitude s'en pourroit amender. Mais il oublioit à dire, continue MONTAGNE, *que la mienne s'en pourroit empirer aussi.* Liv. prem. chap. XX.

éviteroit-on tous les inconvéniens? Il est d'un homme honnête de le croire ; mais il est des cas, grace à la dépravation excessive des mœurs, où ce seroit parer à tous que de varier les sexes.

TANDIS que l'on travaille à remédier à l'impuissance, les succès s'annoncent par l'augmentation graduée des forces. Les organes de la digestion, & ceux destinés à séparer du sang les sucs spiritueux & nourriciers, exerçant avec facilité leurs fonctions, toutes les parties reprennent, pour ainsi dire, l'état de santé. Néanmoins, celles destinées à la propagation de l'espèce recouvrent leurs forces beaucoup plus lentement, sur-tout si elles sont la cause du desordre qui règne dans la machine. Souvent même, elles ne les recouvrent point, quoique le reste du corps paroisse avoir recouvré les siennes. L'on peut dans ce cas, selon l'Auteur de l'*Onanisme*, prédire à la lettre, que la partie qui a péché sera celle qui mourra.

Un homme s'étoit tellement épuisé avec une courtisanne, qu'il étoit incapable d'aucun acte de virilité : son estomac étoit aussi extrêmement affoibli, & le manque de nutrition & de sommeil l'avoit réduit à une grande maigreur. Voici la méthode qu'employa M. Tissot, pour procéder à la curation de cette impuissance : à six heures du matin, le malade prenoit six onces de décoction de quinquina, à laquelle on ajoutoit une cueillerée de vin de canarie : une heure après, il prenoit dix onces de lait de chevre, qu'on venoit de tirer, auquel on ajoutoit un peu de sucre, & une once d'eau de fleur d'orange. Il dînoit d'un poulet rôti, froid; de pain & d'un verre d'excellent vin de Bourgogne ; avec autant d'eau. A six heures du soir, il prenoit une seconde dose de quinquina : à six heures & demie, il entroit dans un bain froid, dans lequel il restoit dix minutes, & au sortir duquel il entroit dans son lit. A huit heures, il reprenoit la même quantité de lait : il se levoit depuis neuf jusqu'à dix. Tel fut l'effet de ces remèdes, dit M. TISSOT, qu'au bout de huit jours, il me cria avec beaucoup de joie, quand j'entrai dans sa chambre, qu'il avoit recouvré le *signe extérieur de la virilité*, pour me servir de l'expression de M. DE BUFFON. Au bout d'un mois, il avoit presqu'entièrement repris ses premières forces.

IL y a presque toujours lieu d'espérer la guérison de l'impuissance accidentelle au lieu que l'impuissance que j'ai nommée absolue, lorsqu'elle dépend sur tout d'un vice de conformation, doit être regardée comme incurable, Un homme en effet privé de quelques-unes des parties essentielles pour procéder à la génération, en est incapable & le sera toujours. Il est quelques défauts susceptibles d'être corrigés, & c'est ce que j'examinerai ailleurs ; mais ils doivent porter seulement sur la conformation des parties extérieures. Il faut nécessairement qu'elles existent : car rien, par exemple, ne peut suppléer aux testicules, lorsqu'elles manquent ; ni à l'organe destiné à transmettre la liqueur séminale dans le lieu destiné par la Nature pour la génération.

IL est assez commun, cependant, de voir tomber dans l'impuissance des hommes auxquels rien ne manque, si l'on en excepte le bon sens. J'entends ceux qui se croient *maléficiés ;* préjugé qui, pour être moins général aujourd'hui, l'est encore trop parmi le peuple,

Il seroit inutile d'amonceler une infinité de citations, pour démontrer l'ignorance & la fausseté de ceux qui s'arrogent le droit de *nouer l'éguillette* : pour peu que l'on soit instruit, on conviendra qu'il est de toute impossibilité qu'un homme devienne impuissant, par la vertu de certaines paroles mystérieuses, ou de quelques cérémonies ridicules, employées par l'imposture pour effrayer les esprits foibles & crédules.

Mais, dira-t-on, des hommes n'ont pu consommer leur mariage ; on est certain qu'il leur avoit été jetté un sort ; ils en étoient menacés ? Eh ! voila la cause de leur impuissance ! Que l'on se rappelle l'histoire du jeune-homme citée au chapitre des remèdes capables de dompter le tempérament ; que l'on rapproche de cette observation toutes celles du même genre, & on verra que la menace de rendre impuissant un homme dont l'esprit est foible, suffit pour lier ses forces; que cet homme soit averti, seulement qu'il s'imagine avoir des ennemis intéressés à s'opposer à ses plaisirs, il n'en jouira pas. Les prétendus *noueurs d'éguillette* sont plus communs dans les campagnes qu'ailleurs, parce que le peuple y est plus crédule, & que les histoires des prétendus sorciers, n'y ont pas, comme dans les villes, des hommes qui en démontrent la fausseté. (*a*)

CE seroit vainement qu'on tenteroit de guérir par des raisons seulement, un

---

[a] Je vis dans un village de la Picardie une fontaine entourée de trois arbres chargés chacun de ligatures mystérieuses faites avec différentes matières. On me dit que ces liens étoient autant de *sorts* jettés sur des malheureux; on me fit connoître l'arbre auquel étoit déposée la force des impuissans; j'exhortai inutilement plusieurs personnes à abattre ces arbres, je me contentai de détruire tous les signes de la puissance du berger de ces cantons, sur les hommes de son village. On admira ma hardiesse.

homme qui croit devoir son impuissance
à des causes surnaturelles: j'ai deux fois
essayé ce moyen, & j'ai été obligé de
contreminer les noueurs d'éguillettes,
pour tranquilliser les parties intéressées.
(*a*) VENETTE nous a laissé une observation, qui prouve combien l'imagination
peut influer sur les organes destinés à
multiplier notre espèce. Il avoit menacé
un Tonnelier de lui *nouer l'éguillette*,
lorsqu'il se marieroit, & ce pauvre
homme fut tellement frappé de crainte
qu'il fût un mois, sans pouvoir s'approcher de sa femme. Il se sentoit quelquefois, dit VENETTE, des envies de
l'embrasser étroitement, mais quand il
falloit exécuter ce qu'il avoit résolu, il
se trouvoit impuissant: son imagination

[*a*] Il fallut prononcer des *paroles*, y joindre des
cérémonies; en même temps que je prescrivois au mari
de suivre les avis que j'ai rapportés plus haut.

étant alors embarrassée de l'idée du sor-
tilége. Il faut lire dans l'ouvrage , les
circonstances de cette impuissance accidentelle, & comment on parvint à la
faire cesser. (*a*)

MONTAGNE , dans une circonstance
à peu-près la même , parvint à guérir de
l'impuissance momentanée , un Seigneur
dont la foiblesse d'esprit avoit influé sur
le physique , dans ce moment critique où
l'homme a besoin de toute sa fermeté.

UNE parente du Comte qui fait le
sujet de cette observation, *vieille Dame
fort craintive de sorcellerie* , pour me
servir des expressions de MONTAGNE ,
fit part à celui-ci, de l'appréhension où
elle étoit qu'on ensorcellât les mariés.
J'avois de fortune en mes coffres , dit
notre Auteur , *certaine petite piéce d'or...
où étoient gravées certaines figures célestes* ,

____

[a] *Tableau de l'Amour conjugal* , IV. part. chap.

contre le coup du ſoleil, & pour oſter
la douleur de tête, la logeant à point
nommé ſur le mal…. Reſverie germaine
à celle de quoi nous parlons. J'aviſay
d'en tirer parti, & dis au Comte qu'il
pourroit crurre fortune comme les autres,
y ayant là des hommes pour lui en
vouloir prêter une, mais que hardiment
il s'allaſt coucher : que je lui ferois un tour
d'ami, & n'eſpargnerois à ſon beſoin,
un miracle qui étoit en ma puiſſance….
Seulement comme ſur la nuit, on iroit
lui porter le reſveillon, s'il étoit mal
allé, il me fiſt un tel ſigne. Il avoit eu
l'ame & les oreilles ſi battues, qu'il ſe
trouva lié du trouble de ſon imagination,
& me fit ſon ſigne à l'heure ſuſdite. Je
lui dis lors à l'oreille, qu'il ſe levaſt….
& print la robe de nuit que j'avois ſu,
moi, & s'en veſtit, tant qu'il auroit
exécuté mon ordonnance, qui fut ; quand

*nous serions sortis , qu'il se retirast à
tomber de l'eau : dit trois fois telles
paroles , & fist tels mouvemens. . . . .*
Après quelques autres cérémonies ,
Montagne ordonna à son ami de
ceindre les cordons au bas desquels
pendoit la médaille , & de la disposer
de manière qu'elle fût couchée sur les
parties que l'on nomme *témoins (testes)*
parce qu'en effet elles le font de la
vigueur ou de l'impuissance de l'homme.
Cela fait , continue notre Auteur, *je dis
au Comte , qu'il s'en retournast à son
prix fait : & n'oubliast de rejetter sur
son lit ma robe , en manière que les
abbriast tous deux. . . . Ces singeries
font le principal de l'effet ; notre pensée
ne se pouvant desmesler que moyens si
estranges ne viennent de quelque abstruse
science ; leur inanité leur donne poids
& révérence. Somme , il fut certain que*

mes caractères se trouvèrent plus vénériens que solaires, plus en action qu'en prohibition. (*a*)

CES deux histoires prouvent que si un homme ne peut consommer son mariage, & que l'impuissance ait sa source dans l'imagination, il est facile à guérir, pourvu que l'on obtienne sa confiance. C'est quelque chose de triste que d'être obligé de recourir à la ruse pour y parvenir; mais il n'y a pas d'autre remède dans ces circonstances, ou il faut se résoudre à voir des époux languir, sécher, se consommer dans l'attente d'un plaisir qu'ils se croient interdit par un pouvoir surnaturel.

IL seroit dangereux de vouloir détromper tout d'un coup des hommes foibles, malheureusement trop persuadés du pouvoir des prétendus magiciens sur

____

[*a*] MONTAGNE, liv. prem. chap. XX.

eux, mais on pourroit y parvenir, en
se prêtant à leur démence jusqu'à un
certain point. Le Roi de Boutan, dit
un Écrivain célebre, eut un jour besoin
d'être saigné. Un Chirurgien Gascon,
qui étoit venu à sa Cour dans un vaisseau
de notre Compàgnie des Indes, fut
nommé pour tirer cinq onces de ce sang
précieux. L'astronome de quartier cria
que la vie du Roi étoit en danger, si
on le saignoit dans l'état où étoit le Ciel.
Le Gascon pouvoit lui répondre, qu'il
ne s'agissoit que de l'état où étoit le
Roi de Boutan; mais il attendit pru-
demment quelques minutes, & prenant
son almanach: Vous avez raison, grand
homme, dit-il à l'Aumônier de quartier,
le Roi seroit mort, si on l'avoit saigné
dans l'instant où vous parliez; le Ciel
a changé depuis ce temps-là, & voici
le moment favorable. L'Aumônier en
convint

convint. Le Roi fut guéri ; & petit-à-petit, on s'accoutuma à faigner les Rois quand ils en avoient befoin. (*a*)

CHAPITRE V.

Du Congrès.

Jamais la Biche en rut, n'a pour fait d'impuif-
    fance ,
Traîné du fond des bois un Cerf à l'Au-
    dience.
Et jamais Juge entr'eux ordonnant le *Congrès* ;
De ce burlefque mot n'a fali fes Arrêts. (*a*)

PErsonne n'ignore que l'infâme ufage qui confiftoit à faire rendre par un mari, devant plufieurs témoins, le devoir conjugal à fa femme, pour

______

(*a*) *Mélanges de M. de* VOLTAIRE. Chap. XIII. Jufqu'à quel point on doit tromper le peuple.

(*b*) BOILEAU , Satyre VIII.

L

se justifier contre une accusation d'impuissance, subsistoit encore vers la fin
du siécle dernier. Il est étonnant, jusqu'à quel point on étoit prévenu que
cette preuve étoit la seule admissible,
pour constater irrévocablement les at-
tributs physiques de l'homme; tandis
que l'expérience démontroit, au contraire, que le Congrès étoit ce qu'il
y avoit de moins certain pour découvrir la vérité. Une femme, pour trouver un prétexte de divorce, n'avoit
qu'à accuser son mari d'impuissance;
on ordonnoit cette preuve odieuse, à
laquelle sur mille hommes, un seul
peut-être sortiroit victorieux. En effet,
si, comme je l'ai dit ailleurs, l'union
des sexes suppose celle des cœurs,
comment croire que deux époux, dont
l'un demande avec hardiesse la séparation, ce qui suppose le désespoir, la
haine, l'horreur dans l'autre, puissent,

celui-ci, fut-il un athlete, confommer l'acte le plus facré de la Nature, environnés d'experts attentifs, dont les regards curieux, impofans, doivent jetter le trouble & la confufion.

Seroit-ce les femmes, comme le dit Venette, (*a*) qui auroient fait naître dans l'idée des Juges d'ordonner, *par Arrêt de la Cour*, à un homme de forcer la Nature dans ce qu'elle a de plus refpectable ?

Ou bien, feroit-ce *par une curiofité vaine & indifcrete, où l'efprit humain fe laiffe emporter pour étendre fes lumières, & foumettre à nos fens le miracle de la génération*, que cette erreur monftrueufe auroit été accréditée, comme on l'a prétendu ? (*b*)

(*a*) L'*Amour Conjugal*, 4e. part. Chap. 1. artic. III.

(*b*) Voyez le *Code Matrimonial*, &c. 2e. partie, art. *Congrès*.

NE recherchons pas l'origine de cette coutume honteuse, abolie par un Arrêt de Réglement du Parlement de Paris : donnons un précis de l'affaire qui occasionna cet Arrêt. On aime à voir les motifs qui déterminent les hommes à secouer le joug de l'erreur & des préjugés.

LE 2 Avril 1653 , Messire René de *Cordouan* , Chevalier , Marquis de Langey , majeur de 25 ans , épousa Damoiselle Marie de Saint Simon de *Courtomer* , âgée de treize à quatorze ans. Les commencemens de ce mariage furent heureux. Quand le mari étoit absent , sa femme lui témoignoit aussitôt , par ses lettres , l'impatience qu'elle avoit pour son retour , & lui écrivoit toujours avec cette affection tendre , qui sembloit faire honneur à la société conjugale.

CETTE parfaite intelligence dura pendant quatre années entières, c'est-à-dire, jusqu'en 1657, que la Dame de *Langey* accusa son mari d'impuissance. Elle porte sa plainte devant le Lieutenant Civil du Châtelet, qui nomme des experts pour visiter les parties. Les experts font la visite, & déclarent par leur rapport, qu'ils les ont trouvés l'un & l'autre dans l'état où ils devoient être comme mari & femme. La Damoiselle *de S. Simon*, pour infirmer ce rapport, prétendit que si elle n'étoit pas fille, c'étoit par les entreprises brutales d'un impuissant, & par l'effort d'un amour également stérile & furieux, qui met tout en usage pour se satisfaire. Le Sr. de *Langey*, piqué de ce reproche, demanda le *Congrès*; le Juge l'ordonne; la Damoiselle de St. Simon, interjette appel de sa Sentence, mais elle fut confirmée par Arrêt.

POUR l'exécuter, on choifit la maifon d'un nommé *Turpin*, Baigneur.
Cinq Médecins, cinq Chirurgiens &
cinq Matrones y affiftèrent, (*a*) & le
fuccès n'ayant pas été avantageux au
Sr. de Langey, fon mariage fut déclaré nul par Arrêt du 8 Février 1659,
qui le condamna à rendre la dot, &c.
lui fit défenfe de contracter aucun mariage, & permit à la Damoifelle de
St. Simon, de fe pourvoir ainfi qu'elle
aviferoit bon être, comme étant entiérement libre de s'engager par d'autres
nœuds.

LE lendemain de cet Arrêt, le Sr.

(*a*) Ce feroit violer les loix de la pudeur que
d'entrer dans un certain détail fur l'infpection fcru-
puleufe que les parties étoient obligées de fubir de
la part des experts. La vifite de l'homme & de la
femme faite féparément, telle qu'elle eft pratiquée
aujourd'hui, ne préfente plus ces obfcénités révol-
tantes, dont les Médecins, les Chirurgiens, les
Matrones chargeoient leurs rapports après l'exécution du Congrès.

de Langey fait ses protestations devant
deux Notaires, déclare qu'il ne se reconnoît point impuissant, & que no-
nobstant les défenses qui lui sont faites
de se marier, il se pourvoira par
mariage ainsi & quand il le jugera à
propos. . . . .

L A Dame de Sr. Simon contracte
mariage avec Messire Pierre de *Cau-*
mont, Marquis *de Boësle*, & de ce
mariage sont nées trois filles.

D A N S le même tems le Sieur de
Langey se marie avec Demoiselle *Dia-*
ne de Montault de Navaille; & leur
mariage est suivi de la naissance de sept
enfans.

E N 1670, la Marquise de Boësle dé-
céda, après avoir fait un testament par-
devant Notaire, qui porte cette clause.
» Veut la testatrice que l'on termine
» par accommodement le procès indé-
» cis entr'elle & Messire René de Cor-

» douan , Marquis de Langey ; (*a*)
» qu'on le règle par l'avis du Sr. *Cail-*
» *lard* , Avocat au Parlement , auquel
» elle a déclaré ses volontés , qu'elle
» veut & entend être suivies & exécu-
» tées da point en point , sans qu'on
» y puisse contrevenir sous quelque pré-
» texte que ce soit. » Caillard mourut
en 1673 , sans avoir rien terminé.

D A N S les contestations qui suivi-
rent la mort de la Marquise de Boësse ;
entre le Marquis de Langey & le Marquis de Boësse , pour décider sur le
sort des enfans du premier (circonstances délicates qui plongèrent les Juges dans d'étranges embarras) , il fut
avancé , que les ordres laissés en mou-

____

(*a*) Je n'expose pas le Procès qui divisoit le Marquis de Langey de la Marquise de Boësse , après
leur séparation ; on doit s'imaginer que la naissance
des enfans provenus de ces deux mariages , occa-
sionnèrent plusieurs incidens qui ne sont pas de mon
objet.

tant par la Marquise de Boësle, *laissent clairement entrevoir la surprise qu'elle avoit faite à la Justice, lorsqu'elle parvint, en 1659, à faire annuller son mariage.*

LE Ministère public profita de cette occasion pour demander l'abolition de *la preuve inutile & infame du Congrès.* En conséquence, par l'Arrêt du 18 Février 1767, la Cour *faisant droit sur les Conclusions du Procureur Gé-néral du Roi* (a), *fait défenses à tous Juges, même à ceux des Officialités, d'ordonner à l'avenir, dans les causes de mariage, la preuve du Congrès.* (b)

(a) M. DE LAMOIGNON.

(b) Cet infame usage avoit déjà plusieurs fois soulevé les Jurisconsultes éclairés. Anne ROBERT, l'un des plus célebres Avocats de son tems, un jour qu'il plaidoit dans une cause d'impuissance, qui avoit été portée par appel au Parlement de Paris, osa, sans craindre de déplaire à cette cé-lebre Compagnie, lui représenter avec beaucoup

JE vais préfenter quelques-uns des motifs qui occafionnèrent ce Réglement, d'après le plaidoyer de M. de LA-MOIGNON.

SOUS quelque point de vue qu'on envifage le *Congrès*, dont le nom ne peut-être prononcé fans rougir, tout concourt pour en profcrire l'ufage à la poftérité.

1°. CETTE pratique honteufe eft nouvelle & inconnue dans le droit civil & canonique. (*a*) Les Loix civiles dé-cident les accufations d'impuiffance par le *triennium*, ou par la cohabitation

---

de licence, l'abomination du Congrès, & de la vifite qu'elle avoit ordonné. Dans un livre dont le fameux Achille de HARLAI, accepta la dédicace, il infifta encore fur l'horreur de ces abus avec beaucoup de force. Voyez *les Anecdotes de Médecine*, prem. part. anecd. XXXVIII.

(*a*) Il paroît, felon VENETTE, que le Congrès avoit été en ufage avant JUSTINIEN. (vers le Ve. fiécle.) Cet Empereur l'abolit comme oppofé à la pureté du Chriftianifme.

pendant trois ans. (*a*) Le droit canonique exige l'affirmation des parties avec celle de sept parens, & à toute extrêmité l'inspection des personnes. Les Loix n'en demandent pas davantage, & elles ne parlent en aucune manière du Congrès. Pourquoi donc le souffrira-t-on sous prétexte d'un usage bizarre, inconsidéré, qui ne doit son origine qu'à la fureur, à l'effronterie, & à une espéce de frénésie causée par le désespoir ? C'est ainsi qu'en parlent tous les Auteurs qui ont traité cette matière : comme Vincent TAGEREAU, PELEUS, Anne ROBERT, & sur-tout Antoine HOTMAN, fameux Avocat au Parlement de Paris

---

(*a*) JUSTINIEN ordonna qu'un mari pouvoit être répudié sans que la femme perdît sa dot, si pendant deux ans il n'avoit pu consommer le mariage. Il changea sa loi, & donna trois ans au pauvre malheureux. Mais, dit M. de MONTESQUIEU, dans un cas pareil, deux ans en valent trois, & trois n'en valent pas plus que deux.

à la fin du seizième siécle, lequel assure
que cette pratique infâme ne s'étoit
établie au tems qu'il écrivoit que quatre ans auparavant. Elle a toujours été
inconnue dans les autres nations, (*a*)
comment donc a-t-elle pu s'introduire
en France? Comment a-t-on pu placer
à côté des loix saintes & judicieuses
qui la gouvernent, une coutume si contraire aux bonnes mœurs, & à la vérité
même ?

2°. CETTE erreur monstrueuse a été
accréditée par une curiosité vaine &
indiscrete, où l'esprit humain se laisse
emporter. Il veut toujours étendre ses
lumières.... & forcer, pour ainsi dire,
la Nature, jusques dans les abymes où
elle est retranchée....

3°. LE Congrès est non seulement une
tentative honteuse en elle-même, mais
elle est encore incertaine dans ses effets.

____

(*a*) Voyez la note de la page 250.

L'action qu'il a pour objet, ne se commande pas (*a*) ; elle n'est point l'esclave de l'édit du préteur ; elle est essentiellement libre , capricieuse , ennemie du grand jour , des témoins , &
de cette foule de contrôleurs dont la
vue suffit pour troubler la vérité de ses
opérations ; elle cherche les ténèbres
& le secret , l'intelligence de deux personnes , & le concert de deux esprits
parfaitement unis. Si dans cette occasion il s'est trouvé des hommes assez
téméraires pour ne rien craindre des

(*a*) Sur quel fondement , dit M. DE BUFFON ,
étoient donc appuyées ces loix si peu réfléchies dans
le principe , & si déshonnêtes dans l'exécution ? Comment le congrès a-t-il pu être ordonné par des hommes qui doivent se connoître eux-mêmes , & savoir
que rien ne dépend moins d'eux que l'action de ces
organes ; par des hommes qui ne pouvoient ignorer
que toute émotion de l'ame , & sur-tout la honte ,
sont contraires à cet état , & que la publicité & l'appareil seuls de cette preuve étoient plus que suffisans
pour qu'elle fût sans succès ? *Hist. Nat. tom. IV.*

hommes qui les regardoient, ni du foleil qui les éclairoit, ça été par le fecours d'une fauſſe raiſon, & par une
eſpèce de philoſophie qui a retenu le
nom de cynique, pour nous marquer
le déréglement de ces maximes, qui
ſont auſſi pernicieuſes que celles qu'on
a voulu autoriſer par le congrès. Cet
uſage infâme pourra toujours déconcer-
ter tout homme à qui il reſte des ſentimens de bienſéance & de pudeur; &
les maris les plus puiſſans dans un état
de liberté où la Nature ne ſera pas contrainte, ſuccomberont ſouvent dans une
épreuve, auſſi humiliante pour l'humanité, qu'elle eſt contraire à la raiſon
& à tous les ſentimens qui ſont inſé-
parables de la vertu. La cauſe préſente
en fournit un exemple éclatant dans la
perſonne du Sr. de Langey. Perſuadé
de ſes forces, dont il avoit une connoiſſance intime, il demande lui même

le congrès ; il y fuccombe , on déclare fon mariage nul , & on lui défend d'en contracter un autre. Il protefte contre la défenfe , fe remarie (*a*), & devient le père de fept enfans , que la vertu de leur mère met au-deffus de tous les foupçons. Quel embarras pour la Cour ! Quelle perplexité dans l'efprit des Ma- giftrats ! Que d'abymes & de précipi- ces le premier pas n'a-t-il pas creufés par une fuite d'événemens , auxquels la raifon & la vérité paroiffent néanmoins avoir préfidé ! Les enfans du Marquis de Boëfle & ceux du Marquis de Lan-

---

(*a*) Le Sr. de *Langey* ne trouva pas d'obftacles pour paffer à un fecond mariage , parce que s'étant préfenté comme faifant profeffion de la religion pré- tendue réformée , & cette religion envifageant les feconds nœuds qui lioient la Marquife de Boëfle com- me adultères , & comme ayant rompu le premier ma- riage du Sr. de *Langey* avec elle , il put , conformé- ment à la doctrine de fa religion , contracter une nou- velle alliance.

gey font tous, en les envifageant fous
un certain point de vue, des enfans bâ-
tards & adultérins ; & fous un autre, ce
font des enfans légitimes, qui doivent
en avoir les droits, les honneurs & les
priviléges dans la fociété....

4.° L'EXEMPLE frappant que cette
caufe expofe aux yeux du public, dé-
couvre l'impofture du congrès, & met
au grand jour, les conféquences prefque
incroyables qu'il eft capable d'en-
traîner après lui. Les Officiaux ont cru
que la fimple vifite du mari & de la
femme n'étoient pas une preuve fuffi-
fante, fi après cela on ne les obligeoit
à confommer le mariage en préfence
des Médecins & de plufieurs Témoins.

MAIS s'ils fuffent bien entrés dans les
fentimens de HINCMAR, Archevê-
que de Reims, qui étoit de fon temps
un des plus grands génies de l'Eglife de

France, tant s'en faut que cette nouvelle manière de prouver l'impuiſſance
eût été pratiquée ; ils n'auroient pas
même pris connoiſſance de ces cauſes,
dont l'objet s'accorde ſi mal avec la
décence de leur caractère. Qu'y a-t-il,
en effet, diſoit ce Prélat, de plus op-
poſé à la ſainteté du ſacerdoce, que
ces queſtions ſales & honteuſes, où l'on
traite de tout ce qu'il y a de plus ſecret
entre un mari & une femme ? Ce n'eſt
point aſſez qu'un Prêtre ait le cœur
pur, il faut qu'il ait auſſi les oreilles
chaſtes ; & comment peut-il connoître
des matières qu'il eſt même obligé
d'ignorer. Auſſi voyons-nous par toutes les loix des Empereurs chrétiens,
qu'autrefois ces matières n'étoient pas
portées devant les Juges eccléſiaſtiques ;
& quoiqu'elles aient été agitées dans
quelques conciles de France, ces mêmes conciles, quoique compoſés de

laïs en partie, ont souvent déclaré qu'ils ne vouloient pas connoître de toutes les causes de mariages, mais qu'ils les renvoyoient *ad nobiles laïcos* principalement quand il s'agissoit de questions semblables à celle-ci.

5.º Il faut donc bannir une bonne fois de tous les tribunaux le nom odieux de *congrès*, qui ne peut être prononcé sans quelque horreur, & qui ne devroit jamais sortir de la bouche des ecclésiastiques. Il faut abolir pour toujours cet usage incertain dans sa preuve, & qui, loin d'être approuvé par les loix & par les canons, leur est entièrement opposé : usage barbare en lui-même, dont la seule idée souille l'imagination, blesse le respect qui est dû à la justice, offense une religion aussi chaste que la nôtre, viole toutes les loix de la pudeur, dégrade la sainteté du mariage, déshonore l'humanité, & réduit, pour ainsi dire, l'homme à une condition inférieure à celle des bêtes (*a*).

APRÈS ce qu'on vient de lire, n'aura-t'on pas lieu d'être surpris, en apprenant que dans la nouvelle édition du *Tableau de l'Amour Conjugal*, revue, corrigée & augmentée, (à Londres 1763,) on trouve l'addition suivante ?

« Il n'est point, dit le correcteur de » VENETTE en parlant du congrès, » il n'est point contre la pudeur de » se conformer à ce que les loix or- » donnent, à ce que la religion per- » met & ce que l'usage autorise. Ainsi, » il n'y a point de honte à montrer » des signes de puissance, & à obli- » ger une fille de se faire voir telle . . . . » L'idée qu'on se figure du congrès en » augmente l'horreur. On croit que les

____

(*a*) Extrait de l'article *congrès*, *du code matrimo-nial*, par M. LERIDANT.

» mariés font expofés à cette épreuve
» en préfence de témoins. Cependant ,
» voici comment le congrès fe prati-
» que.... Le mari & la femme y font
» dans un lit bien fermé ; à la vérité ,
» il refte dans la chambre des matro-
» nes pour fervir de témoins.... mais
» tout fe paffe d'ailleurs entre quatre
» rideaux. Lorfqu'il s'eft écoulé un
» temps fuffifant.... La femme eft vi-
» fitée par les matrones , afin de re-
» connoître , fuivant les règles de leur
» art , les veftiges de la confommation ;
» fi elle s'eft faite. Ainfi , toutes pro-
» cédures à ce fujet font , non - feule-
» ment permifes , mais même ordon-
» nées par les faints décrets. »

SI ce paffage avoit befoin d'être ré-
futé , & fi je ne m'étois impofé la loi
de ménager la pudeur des lecteurs , je
rapporterois des circonftances tirées de
quelques-unes de ces abominables épreu-

ves, & que la liberté du siécle a permis à quelques Chirurgiens de déposer dans leurs écrits. On verroit alors, si les Médecins, les Chirurgiens, & sur-tout les Matrones étoient toujours exactement séparés de l'homme & de la femme dont ils devoient examiner les approches ! On verroit un Accoucheur célebre, lutter contre une Matrone, qui par un zèle excessif vouloit absolument en voyant les inutiles efforts d'un mari, le mettre hors d'état de jamais tromper une femme ; on verroit enfin des horreurs qu'il faut ensevelir dans l'oubli. Au reste, VENETTE détruit avec force les raisons qui faisoient ordonner le congrès ; pourquoi, celui qui a revu l'ouvrage de ce Médecin, y a t-il placé l'addition absurde qu'on vient de rapporter, addition qui contredit formellement ce qui la précède & ce qui en est la suite, & dont l'inconséquence est

peut être ce qu'il y a de moins repréhen-
sible ?

LA maxime du Parlement de Paris
est, aujourd'hui, de déclarer la femme
non-recevable à accuser son mari d'impuissance, quand il résulte de la visite
qui a été faite de sa personne, que les
parties qui servent à la génération, sont
extérieurement bien conformées. Cette
maxime est à la rigueur trop générale,
puisque le but du mariage étant d'augmenter le nombre des individus, un
homme bien conformé en apparence,
peut être *stérile* ou même impuissant ;
mais aussi par cette maxime, on évite
beaucoup d'inconvéniens qui résulte-
roient du moyen infâme & incertain de
vouloir s'assurer de l'état d'un homme,
ainsi que nous l'avons exposé dans cet
article.

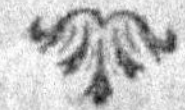

CHAPITRE VI.

De la Stérilité.

Ces noms, ces tendres noms & de fils & de
    père,
O homme ! seroient-ils étrangers à ton cœur ?
Le sauvage Huron, dans son sanglant repaire,
    En connoît la douceur.
Vois l'objet de ses feux sourire à sa tendresse ;
Son père, à ses côtés, repose en cheveux
    blancs ;
A son cou suspendu, son jeune fils le presse
    De ses bras innocens (*a*).

ON appelle *stérilité* dans les femmes, ce que l'on nomme *impuissance* dans les hommes. Ces dénominations ne me paroissent pas justes ; je vais exposer ce que j'entends par la

(*a*) M. THOMAS, *Les devoirs de la Société.* Ode.

ftérilité, & en quoi elle diffère de l'impuiffance.

PAR ce que j'ai dit ailleurs, on a vu
que l'impuiffance eft l'état d'un homme
qui, foit par un défaut de conformation,
ou par quelqu'autre caufe, ne peut
rendre le devoir conjugal à fa femme;
ainfi, toutes les fois qu'il fe trouvera
un homme duquel on exigeroit inutilement les deux fignes de la virilité, on
peut déclarer cet homme impuiffant, &
par conféquent ftérile. Un homme peut
néanmoins mériter cette dernière qualité, fans que pour cela il foit inhabile à la confommation du mariage.
Combien de perfonnes jouiffent prefque
pendant toute leur vie des plaifirs atta-
chés à l'union des fexes, fans que de
ces facrifices réïtérés, offerts à l'Amour,
il en réfulte de ces gages précieux qui
nous rendent immortels !

J'APPELLE cet état ftérilité, fans
appliquer

appliquer ce mot à l'un des deux époux
plutôt qu'à l'autre ; c'est leur union que
j'envisage, comme formant un tout incapable de rien produire, par les défauts qui sont assez rarement communs
aux deux individus, mais contre lesquels l'un & l'autre doivent se réunir.
C'est donc premiérement les unions infructueuses qui constituent la stérilité.
Si l'homme est impuissant, il sera stérile,
comme j'ai déjà dit, & son mariage sera
aussi nécessairement stérile, sans que la
femme puisse être taxée de stérilité.

J'ai cru cette exposition nécessaire
avant que d'entrer dans les détails qui
doivent faire l'objet de ce Chapitre.
Elle l'étoit d'autant plus, que les hommes, qui croient prouver efficacement
qu'ils le sont, s'imaginent presque toujours que l'état opposé à l'impuissance
suffit pour la fécondité, & que si celle-ci
n'a pas lieu, leurs femmes sont stériles.

Dans le Chapitre où j'ai parlé de l'impuissance, on a vu ce qui caractérisoit cet état & les moyens d'y remédier, lorsque cette maladie étoit susceptible de guérison ; on doit supposer actuellement un homme qui s'annonce dans la carrière de l'amour, avec les talens dont la Nature a doué tous les hommes, pour savourer les délices attachées à la réproduction de son semblable. On doit encore supposer cet homme uni par le cœur à la femme qui lui est destinée, jouissant des droits que lui donne le mariage, s'enivrant dans les bras de la volupté, pleurer sur des jouissances infructueuses, dont rien ne lui rappellera le souvenir. Une situation aussi triste, mérite les attentions de la Médecine : c'est être utile à son siécle, à la postérité, que d'indiquer aux hommes les moyens de se régénérer ; & jamais la France n'oubliera que Henry II, se-

roit mort fans laiffer de lui aucun fuc-
ceffeur, s'il n'eût eu recours au célébre FERNEL (*a*). Ce defir brûlant de
laiffer après nous des defcendans, n'eft
pas moins gravé dans le cœur des autres hommes, que dans celui des Rois.
L'habitant des campagnes qui enfeigne

(*a*) HENRY II ayant époufé la Ducheffe d'UR-
BIN, fon mariage fut ftérile pendant dix ans, au
grand regret de HENRY fon époux, qui fut fur le
point de la répudier. L'impatience du Roi fit qu'on
appella à la Cour Jean FERNEL, médecin Picard,
pour traiter la Reine. Etant arrivé, dit DUPLEIX,
ce Prince lui demanda en fouriant, *Ferez-vous bien
des enfans à ma femme?* FERNEL lui répondit fage-
ment: *C'eft à DIEU, Sire, à vous donner des enfans
par fa bénédiction: c'eft à vous à les faire, & à moi
d'y apporter ce qui eft de l'art de la Médecine,
ordonnée de DIEU pour donner reméde aux infirmités humaines.* FERNEL rendit la Reine féconde
en donnant à HENRY des confeils qu'il fuivit avec
tant d'exactitude, qu'il devint père de dix enfans.
La Reine, en reconnoiffance d'un fi grand bien
donnoit dix mille écus à fon Médecin à la naiffance de chacun de fes enfans, outre plufieurs
autres grandes récompenfes. DUPLEIX, *Hift. de
France*, Tome III.

fon fils à conduire une charrue, &
qui en mourant lui laiffe une chau-
mière, des bras, de la fanté, goûte
les mêmes délices dans l'amour pater-
nel, que celui qui pofe fur la tête de
fes enfans le figne éclatant qui annonce
le pouvoir & l'autorité.

Lorsqu'après plufieurs conjonctions, dont les tranfports mutuels des
époux ont certifié l'exactitude, les fignes qui accompagnent les commencemens de la groffeffe ne paroiffent pas,
l'homme & la femme doivent s'attacher à découvrir les caufes de leur in-
habilité à la génération. Les répéti-
tions du plaifir doivent être moins fréquentes, pour donner à la liqueur féminale le temps néceffaire de fe perfectionner. On fait qu'elle ceffe d'être
prolifique, lorfque la foif de jouir in-
terrompt fréquemment les oragnes qui

filtrent & préparent cette liqueur : elle est privée des esprits vivifians auxquels elle doit toute son énergie ; le muscles destinés à tendre les ressorts actif, d'où dépend le succès de l'éjaculation, ne se prêtent plus qu'avec foiblesse à ce qu'on exige d'eux ; le dépôt précieux qu'ils doivent transmettre dans le champ destiné par la Nature à la génération, n'y peut être jetté avec cette force impulsive qui distingue l'homme robuste de l'homme affoibli par l'excès des jouissances. Une stérilité causée par des excès passagers est facile à guérir : la modération en est le remède par excellence. Un jeune homme se fatiguoit inutilement par des consommations extrêmes ; excité au plaisir par un présent considérable que lui avoient promis les parens de sa femme, si elle leur annonçoit, dans un temps, donné qu'elle seroit bientôt mère ; ses exploits amoureux étoient devenus pour lui un objet de calcul qui l'occu-poit sans relâche. Défespéré du peu de succès de fes efforts multipliés, il croyoit fa femme ftérile, lorfque, fuivant un confeil fage, il fit une abfence de douze jours, fes forces furent réparées, & de retour chez lui, il prouva que *les abfens n'ont pas toujours tort.* (a)

IL eft encore une caufe de ftérilité dans la violence des tranfports qui agi-tent les époux. Cette caufe exifte chez les perfonnes vives, ardentes, qui précipitent les éclairs de la jouiffance,

______

(*a*) L'abftinence du plaifir quelquefois n'a pas fuffi pour réparer les défordes occafionnés par des jouiffance exceffives; en a vu des perfonnes trouver de la confolation dans l'ufage du reméde fuivant:

Prenez quatre œufs;

battez-les bien enfemble avec un demi-verre d'écume de Limaçon à coque; ajoutez-y

De Sel,

De Gingenbre en poudre, de chacun une pincée,

Vingt grains de Gen-feng pulvérifé.

sans s'attacher à la fixer un instant.
Parmi les animaux, la génération n'exige
pas des approches réitérées, parce qu'ils
jouissent, pour la plupart, avec beaucoup plus de tranquillité que l'homme
(*a*). Celui-ci, en se livrant trop aux
écarts de l'imagination, *volatilise*, éva-
pore ses plaisirs ; la compagne qui doit
les partager, commence à s'y livrer, que
l'homme regrette ceux qu'il a pris ; de
nouveaux efforts le ramenent à la
volupté, il presse les instans délicieux !...
C'est en vain, l'harmonie est interrom-
pue, le plaisir voltige & passe de l'un
à l'autre : s'ils n'apprennent à le fixer,
si le signal heureux qui annonce la

(*a*) J'entends seulement le moment de la copu-
lation, qui dans les animaux se passe avec assez
de *sang froid*, si l'on en juge par l'extérieur. Les
réludes, dans presque toutes les espèces se font
par des combats affreux, pendant lesquels chaque
mâle s'efforce de se rendre possesseur de la femelle
qui en est l'objet.

M v

volupté n'est point entendu des deux époux, si l'amour au même instant ne les couvre de ses ailes, ils peuvent craindre de voir la stérilité dans leur mariage; quoique néanmoins ce malheur n'arive pas toujours, comme on le verra ailleurs.

IL est assez facile de remédier à ces inconveniens, lorsqu'une fois on les a découverts. La modération en amour dans les personnes du tempérament sanguin, & dans celles du tempérament bilieux, a suffi pour rendre fertile des unions d'où il ne résultoit que des plaisirs infructueux. J'ai dit, en parlant des tempéramens, que l'homme dont la constitution étoit bilieuse devoit être regardé comme le plus propre à la fécondité; sur-tout s'il étoit uni à une femme sanguine; c'est assez pour faire entendre que de l'union d'un homme

bilieux à une femme de la même conftitution, on ne doit pas attendre une
nombreuse poftérité ; à moins que l'âge
rendant plus calmes des tranfports auffi
ardens, les qualités requifes pour la
fécondité, ne fe trovent réunies dans
les deux individus. Le mariage entre
perfonnes du tempérament fanguin, eft
rarement infertile, à moins que quelqu'obftacle particulier ne s'oppofe au
but de la Nature. On obferve que les
hommes de cette conftitution étant naturellement gais, enclins aux plaifirs,
rendent fertiles des femmes, qui ayant
jadis époufé des hommes du tempérament bilieux, n'avoient pu laiffer
d'enfans. Enfin, je préférerois l'homme fanguin aux autres, dans tous les
cas où il y auroit à craindre la ftérilité de la part de la femme. Ses talens
phyfiques ne font pas auffi éminens
que dans la conftitution bilieufe, mais

M v

il y supplée par des *riens*, d'où dépendent souvent le succès des embrassemens. Les femmes phlegmatiques ou pituiteuses ne peuvent être, dit-on, en de meilleurs mains qu'entre celles des bilieux ou même des mélancoliques, si on veut qu'elles soient fécondes : la froideur de leur constitution les rendroit inutiles entre les bras d'un homme dont le tempérament seroit phelgmatique. Je donne encore ici néanmoins la préférence à l'homme sanguin. J'ai une confiance marquée, & que l'expérience a souvent justifiée, dans ses talens physiques & moraux, relativement à l'Amour. Je ne peux mieux me faire entendre que par l'Apologue suivant.

Un Bacha se plaisoit à voir réunies dans ses jardins les plantes les plus curieuses. Il en reçut deux de la même espèce, d'une délicatesse extrême, augmentée encore par le transport, le changement de climat, & la différence du sol. Elles furent confiées à deux esclaves de caractères différens, qui promirent tous leurs soins pour la culture de ces végétaux. Pour encourager nos jardiniers, le maître jura par MAHOMET de donner la liberté au cultivateur de la plante, qui la première produiroit des fleurs. On peut juger de leur activité à examiner ce qui convenoit aux plantes dont ils étoient chargés, & auxquels ils attachoient le bien le plus précieux. L'une devoit être conduite par un *Indien*, vif, impatient, robuste; l'autre, par un *Européen*, non moins vif, mais aussi moins impatient, & dont la force étoit compensée par l'adresse. L'Indien ne quittoit pas la plante qui lui étoit confiée. A chaque instant, nouveau labour, ample arrosement, il n'épargnoit rien.... La petite plante fatiguée étoit continuellement transportée d'un lieu à un autre ; ici, le soleil est trop chaud, là c'est le vent qui souffle, tout est perdu! La plante va périr! Et de l'eau & du labour!..... L'Européen, au contraire, paroissoit moins occupé que son compagnon ; mais rien n'étoit négligé, il savoit placer ses soins, & sur-tout attendre les circonstances qui les rendoient nécessaires. La chaleur commençoit-elle à se faire sentir à sa petite plante! Mon compagnon l'Indien, disoit-il en riant, a déjà rafraîchi les racines de son élève, il se hâte de la transporter à l'ombre..... Le pauvre innocent! J'en suis fâché ; mais il ne réussira pas. Il connoît peu les loix de la Nature ; c'est elle qui fertilise la terre, & non pas cette poignée d'hommes répandus sur sa surface. Lorsque les plantes qui vé-

gétent, altérées par la chaleur, annoncent aux hommes qu'elles ont befoin d'eau, la Nature ne femble-t-elle
pas attendre encore un plus grand degré de chaleur avant d'ordonner les
orages? N'obferve-t-on pas, qu'avant
que les végétaux reçoivent des arrofe-
mens auffi falutaires, tout concourt
à les difpofer à fucer avec fruit ces
influences bienfaifantes ? Des nuages
légers fe forment peu-à-peu, adoucif-
fent, brifent les rayons du foleil; les
zéphirs agitent doucement les feuilla-
ges des plantes, & fans diminuer la
chaleur, difpofent leurs pores à afpi-
rer les fucs que la Nature leur prépare. Des vapeurs légères s'élèvent dans
l'athmofphère & femblent deftinées à
adoucir l'impreffion trop vive que feroit la chûte de l'eau fur de jeunes
plantes?.... C'eft alors que le befoin
s'annonce, & qu'il faut y fatisfaire.

En raisonnant ainsi, notre jardinier phy-
sicien, imitoit la Nature dans ses procédés ; & joignoit l'application au précepte. Aussi vit-il en peu de temps la
plante qui lui fut confiée, développer,
étendre ses rameaux ; de jeunes boutons
parurent à leurs extrémités, & leur épa-
nouissement fit place aux fleurs éclatan-
tes, dont la naissance devoit procurer
la liberté à celui qui avoit su les faire
éclore. Il n'en fut pas de même de
la plante cultivée par l'Indien ; il donnoit ses soins avec trop d'ardeur. Le
plus léger changement qu'il croyoit appercevoir dans la plante, lui paroissoit
de pressans besoins auxquels il s'empres-
soit de satisfaire .... Elle n'en mourut
pas cependant, si l'on ne veut appeller mort, l'état d'un être auquel il est
impossible de laisser des individus de
son espèce.

En prenant les précautions indiquées

au Chapitre des Tempéramens, &
celles qu'on a vu plus haut, je veux
dire en ne contractant pas d'unions difparates, on peut en quelque forte être
affuré de laiffer des enfans, qui per-
pétueront l'exiftence des auteurs de
leurs jours. Mais ceux qui ont eu le
malheur de contracter de telles unions,
ne doivent cependant pas défefpérer de
rendre leur mariage fertile, s'ils veulent s'affujettir à ce qui a déjà été pref-
crit. On a vu que dompter la conftitution primitive des individus eft prefque
impoffible; on peut néanmoins l'adoucir avec le temps, du moins pour ce
qu'il s'agit ici, & les moyens d'y
parvenir ne doivent être pris que dans
la Nature des alimens qui font les plus
familiers. Le régime doit tendre, par
exemple, à rendre moins ardent l'homme bilieux, qui a époufé une femme
mélancolique ou pituiteufe, tandis que

celle-ci doit faire uſage d'alimens capables de donner plus de ton, plus de reſſort à ſes organes.

L E tempérament ſanguin exige un régime qui rafraîchiſſe le ſang, qui en calme l'efferveſcence : les perſonnes de cette conſtitution doivent s'abſtenir de tous les mets trop aſſaiſonnés. Les liqueurs trop fermentées, trop ſpiritueuſes leur ſont contraires. Ils doivent employer les viandes tirées des animaux qui vivent d'herbes & de graines, comme le bœuf, le mouton, le veau, & la volaille : les herbes potagères, (ſi l'on en excepte l'ail, l'oignon, la moutarde, les aſperges, les artichaux, le céleri, les choux, &c.) conviennent aux perſonnes ſanguines. Elles doivent ſur-tout avoir ſoin que la tranſpiration ſe faſſe avec liberté ; ſa ſuppreſſion entraîne des accidens graves.

L E s hommes bilieux doivent à leurs

repas préférer aux autres alimens, ceux qui relâchent les fibres trop tendues, qui humectent, rafraîchissent & adoucissent. Le régime du tempérament sanguin convient assez aux personnes de cette constitution ; leur estomac est fort, & rien ne leur est si contraire que l'abstinence. L'été est sur - tout le temps où ils doivent veiller sur leur santé, éviter les boissons spiritueuses, les alimens échauffans, les poissons de mer qui tendent à la putréfaction, &c. Ils peuvent remédier aux chaleurs d'entrailles, à la constipation, en usant tous les matins de quelques verres d'eau bus à jeun de demi-heure en demi-heure.

Les personnes de cette constitution doivent éviter les passions fortes qui donnent de violentes secousses à la machine. La promenade, la musique, les plaisirs tranquilles sont pour eux des moyens de santé ; tandis que l'oisiveté, l'ennui , la longue application & l'opiniâtreté du travail, leurs sont funestes.

Tout ce qui appauvrit & qui épuise la sang peut produire le tempérament mélancolique : (nous avons vu que cette constitution n'est qu'acquisitive , puisqu'elle ne se déclare qu'à l'âge viril ,) aussi l'abstinence , un air trop chaud , toutes les liqueurs , les vins fumeux , les longues veilles , les exercices violens , les passions vives & fortes , sont nuisibles aux mélancoliques. Le régime qui leur convient est celui qui peut introduire dans le sang assez de liquide , pour qu'il puisse pénétrer les parties du sang trop rapprochées. Le pain bien fermenté , les viandes tirées des animaux herbivores & la jeune volaille , doivent être la base de ce régime ; les herbes potagères doivent en faire l'assaisonnement , auxquelles on peut quelquefois

unir des aromates légers , ainſi qu'on l'a
vu au chapitre de l'impuiſſance.

LA conſtitution pituiteuſe ou phlegmatique , annonce la Nature défaillan-
te ; elle exige dans l'état de maladie ,
des remèdes qui ébranlent & ſecouent
la machine ; dans l'état de ſanté , ſi
les perſonnes de cette conſtitution en
jouiſſent , le régime doit remplir les
mêmes indications. Tout ce qui échauffe
& deſſèche convient ici , avec les mé-
nagemens & les reſtrictions que dicte
la prudence. Les hommes pituiteux doivent reſpirer un air ſec , faire un uſage
modéré des liqueurs fermentées , du
vin , du café , du chocolat ; avoir ſoin
ſur-tout de ne pas noyer les digeſtions
par des lavages qui ſont tout au moins
inutiles ; car tout ce qui rafraîchit , qui
humecte & relâche , eſt nuiſible. La
viande de bœuf , de mouton , la vo-

laille, convient mieux aux personnes de ce tempérament, que les jeunes animaux, qui abondent en humidité, tels que le veau, l'agneau, le cochon de lait, &c. mais ce qu'on ne peut trop recommander, c'est l'exercice; car l'augmentation de mouvement & de chaleur qui en résultent, sont très-nécessaires pour faciliter les sécrétions & les autres fonctions naturelles.

D'HABILES Médecins ont observé, qu'on trouve peu fréquemment des hommes pituiteux parmi les soldats, les laboureurs, & tous ceux qui sont obligés de vivre du travail de leurs mains. Aussi les pituiteux étant moins féconds que les autres hommes, il est aisé de dire pourquoi la population est moins abondante chez les gens du monde qui mènent une vie sédentaire & oisive, que parmi les habitans des campagnes & des villes peu considérables.

CHACUN étudiant sa constitution d'après le tableau que j'en ai exposé au chapitre des tempéramens, pourra se servir des moyens proposés ci - dessus pour adoucir les défauts qui concourent à la stérilité, & qui dépendent essentiellement de la constitution de chaque individu. Les qualités qui constituent les tempéramens primitifs, ne se trouvant pas toujours dominer seules dans le même sujet, il en résulte des combinaisons qui modifient les tempéramens de différentes manières. C'est encore aux personnes qui sont dans ce cas, à étudier les mélanges de qualités qui exigent quelques changemens dans le régime. Le tempérament sanguin, par exemple, s'unit quelquefois avec le mélancolique, & le pituiteux avec le bilieux ; il faut pour lors assortir ensemble les régimes de ces deux constitutions.

PARMI les alimens preſcrits dans les moyens de rendre fertiles les mariages , en corrigeant quelques conſtitutions , j'ai placé deux boiſſons , le café & le chocolat , regardées par des perſonnes , ſur - tout la première , comme peu propres à remplir les vues que l'on ſe propoſe. A l'égard du chocolat , c'eſt une nourriture qui répare & qui fortifie promptement. Il contribue par ces deux qualités à féconder les plaiſirs du mariage , & il convient ſur-tout aux perſonnes phlegmatiques qui ont beſoin de ſtimulant. Un Médecin Anglois (*a*) ayant un phtyſique réduit à un état pitoyable , lui conſeilla l'uſage du chocolat ; le malade ſe trouva dans peu parfaitement guéri ; mais ce qui démontre l'efficacité du régime contre la ſtérilité , c'eſt que la femme du mala-

---

(*a*) *Traité des alimens de* LEMERI , 3e. partie. Chap. VIII.

de, pour complaire à son mari, s'é-
tant mise aussi à l'usage du chocolat,
eut, dans la suite, plusieurs enfans,
quoiqu'elle passât auparavant pour être
hors d'état d'en avoir. Si le chocolat
n'opère pas souvent des effets aussi
marqués, c'est que l'on en fait une
mauvaise application, ou que les ingrédiens qui le composent ne sont pas
d'une bonne qualité. L'usage du chocolat ne doit guère convenir au tempéramens bilieux ni aux sanguins, puisqu'il échauffe beaucoup les premiers,
& qu'il nourrit trop les seconds, en
augmentant encore le volume de sang.
L'addition de la vanille & de l'ambre
que l'on fait au cacao & au sucre dans
la composition du chocolat, le rend
insupportable & nuisible à toutes les
personnes qui sont échauffées & dont
le sang est en agitation. Il faut aussi
observer qu'il en est de cet aliment,

comme de plusieurs autres ; il ne faut pas s'y être habitué trop fortement pour qu'on se ressente de ses bons effets ; il devient presqu'indifférent par l'habitude.

Je ne rapporterai pas tout ce qui a été dit pour & contre le café ; il faudroit des volumes entiers. La boisson que l'on fait avec cette graine est, selon de grands Médecins, un préservatif assuré contre plusieurs maladies ; & selon d'autres, il la faudroit proscrire entièrement de l'Europe. On soutint, en 1695, une thèse dans les Ecoles de Médecine de Paris, dans laquelle on entreprit de prouver, que l'usage journalier du café rendoit les hommes & les femmes inhabiles à la génération. Il seroit à souhaiter que cette boisson ne soit pas d'un usage aussi général qu'elle l'est ; mais je ne crois pas qu'on puisse, à la rigueur, attribuer au café la dépopulation

qu'on

qu'on obſerve en Europe , depuis qu'il y
a été mis en vogue. M. H E C Q U E T ,
dans le *Traité des diſpenſes du Caréme* ,
rapporte l'hiſtoire ſuivante , pour prouver
l'influence du café ſur la propagation de
l'eſpèce. Une Reine de Perſe , ne ſachant
ce qu'on vouloit d'un cheval que l'on
tourmentoit pour le renverſer à terre ,
s'informa à quel deſſein on ſe donnoit ,
& à cet animal tant de mouvemens. Les
Officiers firent honnêtement entendre à
la Princeſſe , que c'étoit pour en faire
un hongre. Que de fatigues! Répondit-
elle , il ne faut que lui donner du café.
Elle prétendoit en avoir la preuve do-
meſtique dans la perſonne du Roi ſon
mari , que le café avoit rendu indifférent
pour elle. (*a*)

[*a*] *Traité des diſpenſes du Caréme*. Edit. de 1719.
Dans la ſeconde édition de ſon livre en deux volumes.
M. H E C Q U E T a retranché cette anecdote. On liſoit

IL est aisé de prouver tout ce que l'on veut, lorsqu'on écarte les circonstances qui affoibliroient les choses que l'on s'efforce d'établir. STENZEL rapporte la même histoire que M. HECQUET, & les réflexions qu'il y a jointes, démontrent qu'il ne faut pas toujours tirer des conséquences générales d'un cas particulier. Quelqu'un osera-t-il soutenir que le café est un vomitif, parce que BOYLE a vu un homme auquel une tasse de cette infusion tenoit lieu du plus fort émétique ?

L'USAGE du café, dit STENZEL, loin d'affoiblir la force de ceux d'un tempérament vif & robuste, & qui ont es parties de la génération en bon état, sert au contraire à les exciter à l'Amour.

---

l'ouvrage au réfectoire de Port-Royal, & les Religieuses furent très-scandalisées de ce trait un peu trop gaillard, c'est ce qui le fit supprimer par la suite.

Il produit des effets contraires dans les personnes foibles qui abondent en phlegme, qui ont beaucoup de particules terrestres superflues, & dont les organes de la génération sont languissans. De ce nombre étoit MAHMUD KASNIN, Roi de Perse, qui étoit grand preneur de café, & qui se trouva hors d'état de s'acquitter du devoir conjugal. (*a*)

JE ne prétends pas, comme j'ai dit plus haut, démontrer que l'abus qu'il y a à faire un usage excessif du café, n'entraîne aucun inconvénient. Je sais que des Médecins célèbres (*b*) ont parlé des maladies graves qu'il peut occasionner; mais il suffit de dire que cette boisson, lorsqu'elle est moins prise

---

(*a*) *Toxicologia* de STENZEL. Voyez *Dict.* de *Médec.* art. *Caffée.*

(*b*) BOECLER, [SIMON PAULI,] WILLIS, CHEYNE, HOFFMAN, &c.

par habitude que par befoin , & que
l'ufage en eft modéré , fortifie l'eftomac ,
rend la mémoire & l'imagination plus
vive , & donne de la gaieté. (*a*) On fait
que dans plufieurs alliances , la ftérilité
eft caufée par une forte d'engourdiffement
mélancolique , qui s'oppofe à la réunion
des circonftances d'où dépend la fécondité ; une boiffon qui poffède les vertus
reconnues au café , peut donc fuffire
puelquefois pour réunir ces circonftances.
(*b*) Mais c'eft fur tout chez les perfonnes
phlegmatiques , qu'il doit opérer de
bons effets , en obfervant de le prendre

[*a*] C'eft le fentiment de PROSPER ALPIN , de
BAGLIVI , de LEFEBRE , de MM. ANDRI ,
BOURDELIN & de JUSSIEU. Ce dernier foutint en
1716 , une thèfe dans laquelle il conclut que l'ufage du
café eft falutaire aux gens de lettres.

[*b*] Les Turcs regardent le café comme une chofe fi
néceffaire que les maris s'obligent par contrat d'en
fournir à leurs femmes.

en petite quantité, pour éviter le malheur dont M A H M U D nous fournit un exemple ; tandis qu'il doit nuire aux personnes maigres, exténuées, ou dont le sang est dans une agitation violente, en les portant vers l'amour avec trop d'ardeur. (*a*)

U N embonpoint excessif s'oppose encore quelquefois à la génération, & même à l'acte dont elle doit être le résultat : dans cette dernière circonstance, l'homme & la femme ne sont ni impuissans, ni stériles, & ne peuvent néanmoins consommer le mariage. Si l'empêchement vient du côté de la femme,

---

[*a*] Les femmes, sur-tout lorsqu'elles sont enceintes, doivent être fort circonspectes sur l'usage du café ; car il peut causer des hémorrhagies, d'où il résulte assez souvent l'avortement. L'abus de cette liqueur affoiblit les nerfs, & dans cet état, la moindre maladie, un accouchement même présente des symptômes effrayans, auxquels les femmes délicates ont de la peine à résister.

elle doit se prêter à ce qu'exige de sa complaisance, l'homme qui desire d'avoir des enfans.

O n peut, pour faciliter les époux, permettre la situation qui leur est plus commode. La Religion ne s'y oppose pas, lorsque le but où tendent ces efforts est la multiplication de l'espèce. Il est plus contraire à la sainteté des dogmes de la religion, de jouir des plaisirs stériles, que de chercher à les rendre féconds par les moyens qu'indiquent la Nature & l'instinct à tous les animaux. Je n'entends pas conseiller aux époux ces postures inventées par la débauche & le libertinage le plus effréné, capables de causer la stérilité, bien loin d'y remédier.... Que ces attitudes trompeuses, qui semblent offrir l'image de la volupté aux cœurs corrompus & flétris, restent dans les lieux où l'Amour n'a jamais pénétré sans horreur ; dans ces

lieux où le plaisir est un monstre auquel on sacrifie avec les transports de
la fureur ! L'hymen, plus attentif à
donner de l'énergie à la volupté, qu'à
multiplier les sacrifices qui l'appellent,
bannit de ses mystères tout ce qui peut
effaroucher la pudeur & la décence ;
car il en est une, quoiqu'en disent les
cyniques.

Toute posture qui tend à écarter de
la jouissance les fruits qu'on a lieu d'en
espérer, est contraire aux loix naturelles ;
& toutes celles qui applanissent les obstacles qui s'opposent à la conception,
doivent être admises dans les cas qui les
exigent.

Le goût fantasque de quelques
hommes, qui célèbrent les mystères de
l'Amour, étant debout, rend nécessairement stérile l'union des sexes. Nous
avons quelques observations qui prouvent
que cette manière de se joindre a réussi

quelquefois; mais ces cas sont si rares,
qu'ils démontrent moins la possibilité
de la conception dans cette attitude
gênante & contrainte, que la passion
forte qui animoit les amans, lorsqu'après
avoir vaincu les obstacles contraires à
leurs plaisirs, ils profitoient de quelques
instans dérobés & tumultueux. (*a*)
Outre la stérilité qui résulte de cette
manière de s'unir à la femme, la santé
doit en souffrir; car, observe très-bien
Venette, toutes nos parties nerveuses
travaillent alors, & se ressentent de
la peine que nous nous donnons. Les
yeux en sont éblouis, l'épine du dos
en souffre, les genoux en tremblent....
C'est la source de toutes nos lassitudes,

[*a*] Les Auteurs qui nous ont laissé leurs observations
à ce sujet, ont aussi remarqué, qu'à la grossesse succède
un accouchement presque toujours contre Nature, &
qui expose la mère & l'enfant au danger le plus éminent.

de nos gouttes & de nos rhumatifmes. (*a*) L'obfervation fuivante tirée de l'Onanifme, (*b*) confirme ce qu'avance VENETTE. Un homme livré, par une efpèce de goût fingulier, aux *Vénus* du plus bas étage, & ne les connoiffant guère que dans les coins des rues, & dans la pofture dont il eft queftion, tomba dans l'épuifement accompagné de maux de reins les plus cruels, & d'une atrophie ou deffèchement des cuiffes & des jambes, jointe à une paralyfie de ces parties, qui paroiffoit être une fuite de l'attitude dans laquelle il s'étoit livré à fes fales voluptés. Il mourut, après avoir gardé le lit fix mois, dans un état également propre à infpirer la pitié & l'effroi.

CET exemple ne fuffit-il pas, pour

---

[a] *Tableau de l'Amour Conjugal.* 2.e part. chap. VI. art. 2.

[b] Art. II. Sect. VIII.

détourner e cette manœuvre, les personnes qui, par une vanité déplacée, se
font une gloire de prouver leurs forces
par un moyen qui peut avoir des suites
aussi funestes ?

PARMI les autres attitudes dans
lesquelles l'homme & la femme s'unissent,
il faut rejetter, si l'on ne veut s'opposer
à la génération, celles qui peuvent
éloigner l'une de l'autre, des parties qui
ne peuvent être trop rapprochées. Ainsi,
la femme, qui loin d'attendre mollement
entre les bras de son mari les caresses
dont il va la combler, s'élance au-dessus
des plaisirs, en saisissant une place qui
ne lui est pas destinée, trouble l'ordre
naturel des choses. La volupté peut
sourire, en voyant cette métamorphose;
l'hymen n'aura pas à s'applaudir de
la complaisance de l'homme qui laisse
usurper ses fonctions.

LES tentatives des époux sacrifiant

à l'Amour dans l'attitude qui annonce l'indolence & le désœuvrement, ne font pas souvent plus heureufes. O vous! qui voulez rendre le jour témoin de vos plaifirs, quittez le fiége gênant, qui, fans s'oppofer à vos careffes, les rendroit moins vives! L'Amour fait un trône de tout ce qu'il rencontre, mais la gêne donne des entraves aux plaifirs : la poſtérité a des droits fur eux que vous ne pouvez méconnoître, & c'eſt oublier ces droits que de jouir infructueufement.

LA plupart des hommes n'ont rien qui les oblige à changer, dans leurs embraffemens, la loi générale fuivie par toutes les Nations. Cette manière uniforme d'agir, dit affez qu'elle eſt la plus conforme au vœu de la Nature. Si prefque tous les animaux multiplient leur efpèce dans une poſture oppofée, c'eſt que plus attachées au plaifir *ſtrictement* dit, incapables de jouir autrement que

par l'organe qui les lie entre eux , l'imagination fait peu de chofe dans leurs
jouiffance. Bien différent des animaux ,
l'homme favoure fon bonheur par tous les
fens ; les pulfations de fon cœur donnent
le fignal du plaifir à toutes les parties
de fon corps ; fes baifers pleins de feu
appellent la volupté , il la voit de fes
yeux colorer de rofes les lys de l'époufe
qui palpite dans fes bras. . . . Il jouit
avant la jouiffance ! . . . Il fe livre enfin
à toute l'étendue de fes tranfports ,
lorfque l'Amour , en fermant la paupière
de celle qui les excite , annonce qu'il
va leur ouvrir les fources du plaifir.
Quelle fituation peut être préférable
a celle qui réunit tous les acceffoires
de la volupté ? Je ne vois dans toutes
celles qu'invente la débauche , qu'une
jouiffance brutale , fatiguante , dont
la ftérilité eft peut - etre le moindre
inconvenient.

Les hommes qui veulent rendre féconds leurs embraſſemens, (& pourroit-
il s'en trouver qui ne le vouluſſent pas ?)
ne doivent donc pas s'écarter, autant
qu'il eſt poſſible, de la loi générale. Je
dis, autant qu'il eſt poſſible ; l'union
d'une femme extrêmement délicate à
un homme diſproportionné, exige des
attentions auxquelles on ne peut ſe refuſer.
La femme doit goûter le plaiſir ſans rien
craindre, & les embraſſemens amoureux
n'en ſeront pas moins vifs, pour être
donnés d'une manière moins directe.

La ſtérilité qui a pour cauſe le peu
d'étendue de la partie qui diſtingue
l'homme de la femme, diſparoît ſi, dans
les approches, la femme ſe préſente
dans une attitude oppoſée à celle qui
eſt généralement ſuivie. La matrice ſe
trouve alors dans une ſituation favorable
à la conception, & la liqueur ſéminale
ne rencontre pas d'obſtacles qui puiſſent

l'empêcher de parvenir dans le champ qu'elle doit fertiliser. C'est encore par ce moyen qu'un époux peut jouir des droits du mariage, sans craindre de blesser ou la mère ou l'enfant, lorsque la grossesse s'oppose à la situation la plus ordinaire.

UNE cause de stérilité plus commune qu'on ne le croit ordinairement, est l'état du prépuce dans certains sujets. Un homme vigoureux savoure le plaisir en le faisant partager à sa femme, & ne peut réussir à la rendre fertile, parce que l'extrémité de la verge (le gland) est recouverte par le prépuce. Cette incommodité, qui se nomme *phimosis*, n'est pas toujours assez considérable pour exiger les secours de l'art ; mais elle l'est néanmoins assez pour s'opposer à la génération. Un homme étoit marié depuis dix ans,

fans avoir pu fe procurer un fuccesseur ;
fatigué des plaifanteries continuelles
qu'il essuyoit, il voulut férieufement
s'occuper du foin d'impofer filence à
fes amis. Après quelques confultations,
il vit que l'obftacle à la fécondité de
fon mariage feroit détruit moyennant
quelques précautions qu'il pouvoit prendre facilement lorfqu'il embrasseroit fa
femme. (On imagine affez ce qu'il faut
faire dans un pareil cas.) Le prépuce ne
couvroit pas le gland fi étroitement,
qu'il ne fût possible de mettre celui-ci
à découvert, l'expédient réussit, & le
titre de père le dédommage ample-
ment de la petite fujeftion à laquelle
il s'aftreignit, pendant qu'il partageoit
les tranfports de fon époufe. J'ai dit
que cet obftacle à la génération étoit
plus commun qu'on ne le croyoit, & les
Chirurgiens pourroient confirmer ce que
j'avance, par beaucoup d'obfervations

qui y font relatives , & auxquelles on n'apporte pas ordinairement grande attention , parce que la plupart des hommes ne font pas inftruits fur ces objets.

C'est pendant que les defirs n'aiguillonnent pas les époux, qu'ils doivent tenir confeil fur leur fituation , examiner les obftacles qui s'oppofent à leur bonheur , & conférer fur les mefures qu'ils ont à prendre pour réuffir. Que dans les tranfports qui précèdent & accompagnent leurs careffes , ils ne perdent pas de vue ce que la génération exige pour avoir lieu , l'intromiffion de la partie qui diftingue l'homme , & enfuite le jailliffement de la liqueur prolifique. Qu'ils fe fouviennent fur-tout, que rien ne doit retarder ce jailliffement , ni s'oppofer à ce que la liqueur pénètre jufques dans la matrice. Ces acceffoires voluptueux , ces plaifirs

ménagés par l'art, en fatiguant les organes, leur font perdre de leur élasticité. L'homme peut bien effleurer la
jouiffance pour établir l'harmonie qui
doit y règner ; mais que la femme ne
cherche pas à augmenter trop la foif
qui le dévore, avant que de l'appaifer.
Des defirs long-temps combattus, fuit
une jouiffance prefque *fpirituelle*, où
l'imagination a beaucoup plus de part
que les fens ; & comme ce n'eft pas la
première qui fertilife l'accouplement,
on ne doit pas s'étonner fi les tranfports
langoureux des amans font volontiers
ftériles.

On a vu jufqu'ici, que les caufes
de l'infertilite du mariage, font fouvent
de nature à être anéanties ; il en eft
d'autres, d'autant plus rebelles, qu'elles
ont leur fiége dans la maffe des
humeurs : comme lorfqu'il s'agit d'un

vice particulier qui les dénature, les corrompt & les infecte. (*a*) Ces maladies sont du ressort de la Médecine, & je crois qu'elle doit plutôt donner ses soins à la maladie essentielle, qu'à la curation de la stérilité, qui seroit impossible, & qui, d'ailleurs, cessera dès que la cause principale ne subsistera plus.

LE trop d'embonpoint s'oppose à la fécondité: la graisse, dans les personnes qui ont la fibre lâche, supplée à la liqueur prolifique, qui demeure sans action, faute d'être préparée par des organes solides. Il s'agit, dans cette circonstance, de suivre un régime

____

[*a*] Les accidens qui accompagnent les maux vénétiens peuvent quelquefois rendre inhabile à la génération ; la gonorrhée, les fleurs blanches, les maladies qui attaquent les parties de l'un & de l'autre sexe, & qui sont les symptômes du vice vénérien, produisent quelquefois cet effet, aussi bien que le vice écrouelleux, corbutique, &c.

capable de donner du reſſort aux parties.
Il eſt d'autant mieux indiqué, que les
perſonnes très-graſſes ſont extrêmement délicates, molles, & ne pouvant
ſupporter aucune fatigue. J'ai vu des
femmes qui ont été guéries de la ſtérilité
en faiſant ſeulement beaucoup d'exercice.
Elles ſouffroient au commencement,
mais peu-à-peu elles acquerroient
une conſtitution robuſte, ſi néceſſaire
lorſqu'on veut remplir les droits ſacrés
de la Nature.... Combien d'enfans
doivent leur naiſſance aux ſages conſeils
du célèbre TRONCHIN! On com-
bat encore le trop d'embonpoint en
dormant peu, faiſant quelquefois uſage
d'alimens capables d'échauffer, de
vin pur, de liqueurs ſpiritueuſes,
mais avec modération; car une des
principales cauſes de la ſtérilité, eſt
l'abus que l'on fait des liqueurs fortes;
il eſt à craindre, ſi l'on n'y remédie,

que les effets n'en deviennent plus senfibles. (*a*)

L e s perfonnes ftériles par le trop d'embonpoint, ne doivent être faignées que pour des néceffités indifpenfables; les purgations réitérées, & l'ufage des eaux ferrugineufes font ici très - indiquées; mais, comme on l'a dit plus haut, c'eft l'exercice & la diffipation qui doivent concourir avec le plus d'activité à la cure de cette maladie.

A p r è s les purgations & l'ufage des eaux ferrugineufes, parmi lefquelles on donne la préférence à celles de Paffy & de Forges, on prendra le remède fuivant.

[*a*] HIPPOCRATE con eille à ceux qui veulent avoir des enfans, de ne point s'enivrer, de ne point boire de vin blanc, à moins qu'il ne foit naturel & fort. On fait que l'ufage de ces boiffons ne rend pas toujours impuiffant; mais ne caufe-t-il pas affez de défordre, s'il répand la ftérilité fur les mariages?

Prenez *une once de moëlle de Bœuf,*
　　Deux jaunes d'œufs frais ;
battez le tout ensemble, & ajoutez y
　　Deux grains d'ambre-gris,
　　Une pincée de Gingembre.
Mettez tout dans une assiette sur un réchaud, &
faites-le cuire en consistance d'omelette.

O N la mange toute entière le matin
à jeun, & l'on boit un verre de vin
d'Espagne ou de Canarie pardessus ;
il faut continuer pendant huit jours, à
moins que l'on ne se sente trop échauffé ;
car, comme on l'a dit ailleurs, tout ce
qui force la nature, doit être employé
avec précaution. (*a*)

[*a*] On trouve la recette ci-dessus dans le *Dictionaire
de Santé*, à l'article *Stérilité* ; mais quelle faute énorme
a-t-on fait ! on y a mis *deux gros* d'ambre-gris, [144
grains,] tandis qu'on ne se permet guère d'ordonner
cette substance à une dose plus forte que quatre ou six
grains. Cette édition du Dictionnaire de Santé, est la
troisième ; on s'y plaint amérement des *contrefaĉions
qui fourmillent de fautes qui ont pensé coûter la vie*

Les bains dont j'ai déja parlé au chapitre de l'impuissance, concourent encore à bannir la stérilité dans les personnes trop graffes, & qui par cela même font d'une délicateffe extrême. Ils fuppléent au défaut d'exercice dans quelques climats. Les femmes Turques font prefque toujours dans l'inaction, & elles doivent leur fécondité à l'ufage des bains, qui eft un fpécifique contre les

---

à plufieurs malades, &c. Cette édition eft certifiée *la feule véritable* ; chaque exemplaire eft enfin figné de la propre main du libraire ! qu'on ne dife pas que cette dofe d'ambre eft trop extraordinaire pour que perfonne puiffe s'y tromper, & ne pas reconnoître une faute d'impreffion auffi confidérable ; un ouvrage deftiné à être entre les mains des hommes de tous les états, devient un livre dangereux, s'il s'y eft gliffé des fautes d'où peuvent réfulter des malheurs affreux. L'ouvrage eft dans les mains des habitans de la campagne, & les Apothicaires des Bourgs, & même des petites Villes, ne font guère que des Epiciers ignorans, qui ne connoiffent les drogues qu'ils débitent que fur l'écriteau, & qui donnent tout ce qu'on leur demande, fans en connoître ni les dofes, ni les vertus.

vapeurs & la plupart des accidens fpaf-
modiques, dont devroient être attaquées des femmes prefque toujours cou-
chées fur leur fopha. Si elles paffent
quinze jours fans prendre le bain, la
tête leur fait mal, & tout leur corps
fouffre un mal-aife, avant-coureur des
incommodités qui affiégent les femmes
inactives. Il réfulte auffi des inconveniens de l'ufage du bain, même dans
l'orient, mais ils feroient faciles à éviter
fi la fuperftition ne s'y oppofoit. Leur
fréquence eft exceffive : tout bon muful-
man qui a couché avec fa femme eft
obligé de fe purifier dans le bain; un
Turc qui n'eft pas marié doit aller au
bain, fi pendant la nuit il a été favorifé
par un fonge voluptueux; les femmes
de leur côté font obligées d'aller au
bain pour les mêmes caufes & fous la
même obligation. Elles font difpenfées
de fe trouver à la mofquée dans le

temps des prières ; mais le bain eſt un devoir eſſentiel preſcrit par leur religion, & auquel il eſt impoſſible de ſe ſouſtraire. (*a*) Les mauvais effets que produiſent les bains dépendent encore de la qualité de l'eau, & du temps qu'on y reſte. Si l'eau eſt chaude, elle occaſione des ſyncopes, des vomiſſemens, des vertiges, des cardialgies, &c. D'ailleurs, les femmes Turques reſtent long-temps dans le bain, elles ſont obligées d'y faire leur toilette ; on les y peigne, on les lave à pluſieurs repriſes, & l'on y treſſe artiſtement leurs cheveux. Indépendamment du temps que cela demande, les femmes font baigner avec elles leurs enfans, à qui elles font la même cérémonie. Les hommes, qui ne font qu'entrer dans le bain, s'y laver

&

(*a*) Il n'y a pas de village Turc avec une petite moſquée, qui n'ait auſſi un bain public.

& en fortir enfuite , fe reffentent de fes bons effets , fans y être expofés comme les femmes aux accidens dont j'ai parlé (*a*).

Il feroit facile de tirer parti des bains dans notre climat , en obfervant d'écarter ce qui peut les rendre dangereux. Il faudroit , fur-tout, ne pas imiter la conduite des Seigneurs Ruffes , qui après avoit fait ufage du bain , & celui-ci eft une fournaife qu'on nomme bain de

---

(*a*) Les Turcs ne font pas les feuls qui fe fervent fréquemment des bains à Conftantinople ; les Grecs , les Arméniens, les Juifs s'en fervent auffi. Leurs femmes , de même que celles des Turcs , ne font treffer leurs cheveux que dans les bains. Les Arméniennes , qui ne changent pas fouvent de linge , font obligées de fe laver plus fouvent que les femmes Turques. On trouve dans une *Differtation fur les bains orientaux* , par M. Ant. TIMONY, Médecin à Conftantinople , inferée dans l'ouvrage de M. CLERC, que j'ai cité ailleurs , les détails les plus curieux & en même-temps les plus utiles , fur les avantages & les inconvéniens qui réfultent de l'ufage des bains dans l'Orient.

O

vapeur (*a*), vont se reposer dans leurs lits , & prennent les cordiaux les plus forts. C'est détruire en un instant les bons effets du remède que l'on vient d'employer ; c'est faire éclore le germe de plusieurs maladies dangereuses , ou du moins s'exposer à passer ses jours dans un état de langueur qui rend incapable de tout.

CE que j'avance ici , n'est point étranger à mon objet. Lorsque des philosophes célibataires se sont écriés ,

____

(*a*) Ces bains se prennent dans une chambre assez petite , dont le plafond est peu élevé ; elle contient un ou plusieurs fourneaux de briques , dont on pousse le feu jusqu'à ce que la pierre large & inclinée qui est à leur sommet , soit brûlante. Quand ceux & celles qui veulent prendre le bain de vapeur , sont dépouillés de leurs habits , ont répand sur cette pierre de l'eau chaude ou froide qui s'élève en vapeurs , & se disperse sur les corps nuds. L'atmosphère de la chambre dans ce moment , est semblable à celui d'un four ou d'une raffinerie. Plusieurs Français , qui ont voulu essayer ce bain en Russie , m'ont assuré , qu'ils n'ont pu y rester une minute,

Pères & mères, plongez vos enfans dans le stix ! On a admiré leurs déclamations, mais on a toujours suivi l'ancienne méthode d'élever ses enfans. Lorsque d'habiles Médecins sont venus, accompagnés du raisonnement & de l'expérience, à l'appui des philosophes ; lorsque les TISSOT ont donné des faits, & qu'ils ont dit, accoutumez *peu-à-peu* vos enfans aux bains froids, beaucoup de personnes ont senti l'importance de cette méthode de fortifier les hommes, & on a commencé à la mettre en usage. Mais qu'est-il arrivé ? Des enfans que l'on destinoit à être plongés dans l'eau froide, une partie le furent dans l'eau chaude ; (& c'est par l'eau tiède que l'on devoit commencer.) On craignit ensuite l'impression trop vive d'une liqueur froide sur le corps d'un enfant chéri, on continua les bains chauds ; & j'ai vu des enfans qui, grace à la tendresse extrême de leurs parens , ne seront jamais que des hommes foibles & maladifs , si les infirmités dont ils sont déjà attaqués, leurs laissent parcourir la durée ordinaire de la vie humaine (*a*).

LES personnes foibles , qui , pour combattre la stérilité , auroient recours aux bains chauds , tomberoient dans le même inconvenient ; sur-tout , si comme les Seigneurs Russes , ils ne s'attachoient pas à rétablir après avoir pris le bain , le ton , le ressort des fibres. La force des porte-faix de Constantinople (on en raconte des prodiges ,) s'acquiert & se soutient par l'exercice que ces hommes sont obligés de faire. Ils seroient bien éloignés de cet état, si en sortant du bain , ils se livroient à

____

(*a*) Il faut consulter , sur la manière de faire prendre les bains aux enfans , le précepte que donne M. Tissot , dans son excellent ouvrage : *Avis au Peuple sur sa santé.* Vol. II. chap. XXVII.

la mollesse & à l'oisiveté. En Russie, le
peuple qui se conduit, à bien des égards,
avec plus de prudence que les gens du
monde, mange de la neige ou de la
glace étant dans le bain, tandis que son
corps ruisselle de sueur, & la sueur
n'en devient que plus copieuse. Quand
le *Mougik* (a), dit M. CLERC, a sué
à sa volonté, il sort du bain tout nud,
le corps fumant, & rouge comme une
écrevisse cuite, & va se jetter dans la
rivière qui est toujours à la proximité
du bain. Si les glaces de l'hiver s'y
opposent, il se contente de s'arroser de
la tête aux pieds, à plusieurs reprises,
avec de l'eau qu'il puise dans des trous
faits exprès; après cette cérémonie, il
endosse un habit de peau de mouton,
& va boire un gobelet ou deux d'es-

______

(a) C'est le nom générique qui désigne, en Russie,
le sujet, l'esclave. *Hist. Nat.* de *l'homme malade.*
Vol. II.

prit de grain très-fort : s'il n'est pas en état de s'en procurer, il boit d'une forte bierre..... Ce bain rend le *mougik* gai, alerte, & tout prêt à s'acquitter des plus rudes travaux..... C'est ainsi qu'on trempe l'acier.

Il résulte de cette manière d'agir, que les hommes & les femmes du peuple, se préservent & se guérissent souvent d'un grand nombre de maladies, par l'usage des bains de vapeurs suivis de l'immersion dans l'eau froide; tandis que le beau monde (on a vu plus haut comment il se conduit en sortant du bain) se procure des fluxions, des maux de gorge, des rhumes opiniâtres, des catarres qui dégénèrent souvent en asthme, ou qui se terminent par la phthisie, le relâchement, la mollesse des chairs, un gros embonpoint qui cause si facilement la stérilité. Rien de plus commun que de voir les Dames

Ruſſes avec la tête, le viſage ou le cou, enveloppés d'un mouchoir, & de leur entendre dire que leurs indiſpoſitions viennent d'un réfroidiſſement.

IL eſt bon que vous ſachiez, dit M. le Comte ALGAROTTI (*a*), que la coutume du pays, (en Ruſſie) eſt de jetter les enfans d'un four, où on les tient un certain temps, dans l'eau froide & dans la glace. C'eſt ainſi qu'on les endurcit au chaud & à la gelée, & qu'on les rend plus invulnérables aux coups des ſaiſons, qu'ACHILLE à ceux des lances & des fléches.... Cependant chaque fantaſſin, outre ſes armes, porte toujours un manteau ; au beſoin, il le déploie & s'enveloppe dedans ; il dort ſur la neige comme dans le meilleur lit.... La nourriture du ſoldat

____

(*a*) *Lettres ſur la Ruſſie*, contenant l'état du commerce, de la marine, des revenus, des forces de cet empire, &c. &c.

est très-frugale…. Quand il est campé, on lui donne de la farine ; il creuse des fours en terre & y cuit son pain. Quand on veut le régaler, on lui donne une espèce de biscuit très-dur, qu'il concasse, & fait bouillir avec du sel & des herbes qu'il trouve par-tout. La plus grande partie du temps, il fait abstinence, &c. &c.

TOUT ce qui tend à rendre le corps robuste dans un âge encore tendre, fait dans l'âge mûr des athletes vigoureux ; & des hommes ainsi constitués, doivent être aussi excellens dans l'art de peupler le monde, que dans l'affreux métier de le détruire. Il n'y a pas d'apparence que dans notre climat, il soit jamais nécessaire d'endurcir les hommes, à-peu-près comme on trempe l'acier, par les moyens qu'emploient les Russes ; mais en modérant les expé-

diens , en les assortissant à notre constitution actuelle , ne pourroit-on parvenir
à le remonter peu - à - peu (*a*) ? Du
moins , il faudra des accidens extraordinaires , pour jetter la stérilité sur des
individus , qui dès - leur naissance auront été élevés de manière à pouvoir

(*a*) C'est par l'éducation physique qu'il faut commencer, & les livres excellens, donnés sur cet objet,
annoncent qu'il est devenu capital depuis quelques
années. On peut citer, parmi ces ouvrages utiles, *l'É-*
ducation des enfans, de L O C K E, dans lequel on
a puisé des préceptes excellens pour des traités d'éducation qui ont paru dépuis. Le chapitre de l'*Institution*
des Enfans, dans les *Essais de* M O N T A G N E, est
encore une source où l'on a puisé des connoissances
utiles. Tout le monde connoît l'ouvrage du *Citoyen*
de Genève, qui a aussi l'éducation pour objet. La *Dis-*
sertation de M. B A L L E X S E R D. Le *Commentaire*
de M. V A N - S V I È T E N, sur les Aphorismes de
B O E R H A A V E, qui traite, avec tant de sagacité,
les maladies des enfans & la manière de les conduire
dans les premiers temps de leur vie. L'*Essai sur la ma-*
nière de perfectionner l'espèce humaine, par feu M.
V A N D E R M O N D E. *Le Traité de l'éducation mé-*
dicinale des enfans en bas âge, par M. D E S E S-
S A R T S.

compter sur leurs forces. C'est en les exerçant & en les accoutumant à tout, qu'on parviendra à les rendre vigoureux.

Les Anglais formeroient une Nation, incomparablement plus forte que la nô- tre, si l'éducation agreste qu'ils don- nent à leurs enfans, n'étoit en quelque sorte perdue pour la plûpart, lorsque, maîtres de leurs actions, ils se livrent, à notre exemple, à toute la dissipation vers laquelle la jeunesse se porte avec tant de facilité. L'ingénieux auteur de la *Lettre sur les Patagons*, nous donne un exemple frappant de l'usage où sont les Anglais de fortifier le corps des hom- mes, tandis qu'il en est encore temps. Dans l'idée que notre Ecrivain se fait des Patagons, toute leur éducation est une gymnastique continuelle. « Doc- » teur, dit-il, à M. Matti, auroit-on » résolu en Angleterre d'être Patagons » en quelque chose ? Vous plongez vos

» enfans dans la Tamise.... Il y a bien
» pis : je me rappelle que dans mon
» voyage d'Italie, je rencontrai à Gê-
» nes votre chef d'escadre, M. HARIS-
» SON; il eut la politesse de m'inviter
» à voir son escadre.... Au milieu de
» nos propos, dans la chambre du con-
» seil, entrèrent deux enfans avec le
» tablier de fatigue, couverts de sueurs
» & de goudron, vrais mousses; ils
» venoient saluer le Commandant, &
» ce fut avec un air de confiance &
» presque de familiarité. Qui sont ces
» élèves, lui dis-je?.... *L'un est le neveu*
» *de l'Amiral* HERVEY *& de Milord*
» BRISTOL; *l'autre m'appartient*.... Et
» quel sera leur premier grade? *Mate-*
» *lot, & ainsi de suite, jusqu'à ce qu'ils*
» *arrivent au commandement.* Ils nous
» quittèrent pour grimper aux mâts (a). »

____

(a) *Lettre au Docteur* MATTY, *Secrétaire de la*

INDÉPENDAMENT des progrès que doivent faire des hommes ainsi élevés, on peut dire que s'ils conservent ce précieux germe de force & d'agilité, introduit en eux à l'âge où les facultés corporelles demandent à se dévelop- per, ils seront utiles à leur patrie à plusieurs égards. On auroit, à la vérité, lieu de craindre que des jeunes gens dont on a fortifié les organes par beau- coup d'exercice, ne soient portés avant l'âge nécessaire, vers les plaisirs de l'Amour : mais l'exemple des habitans de la campagne doit nous rassurer. Avec toutes les qualités requises pour prouver leur vigueur, ils sont plus ré- servés, ils domptent avec plus d'em-

____

Société Royale de Londres, *sur les Géans Patagons.* Cette brochure, qui est une critique de nos mœurs, offre des vues utiles, & dont on pourroit tirer parti jusqu'à un certain point, pour fortifier le corps des jeunes gens.

pire, les passions violentes que nos
jeunes gens inactifs, moins affectés de
l'Amour par les sens que par l'imagination. *Je veux qu'en la débauche même,*
dit MONTAGNE, en parlant d'un
jeune homme, *il surpasse en vigueur*
& en fermeté ses compagnons, & qu'il
ne laisse à faire le mal, ni à faute de
force ni de science, mais à faute de
volonté. (a) S'il est nécessaire d'arrêter
l'explosion des feux de l'Amour, c'est
en démontrant les suites funestes qu'elle doit avoir dans un âge trop tendre,
ainsi que je l'ai dit ailleurs. Les anciens
athletes s'abstenoient de la compagnie
des femmes, afin d'être plus forts &
plus vaillans dans les jeux olympiques
& dans les gymnases. *Les anciens Gau-*
lois, dit encore MONTAGNE, esti-
moient *à extrême reproches d'avoir eu*

____

(a) Liv. I, Chap. XXV. *L'institution des enfans.*

accointance de femme avant l'âge de vingt ans, & recommandoient singulièrement au hommes qui se vouloient dresser pour la guerre, de conserver bien avant leur pucelage, d'autant que les courages s'amollissent & divertissent par l'accouplage des femmes.

Aussi ces hommes formèrent-ils une nation courageuse à laquelle rien n'auroit résisté, s'ils n'avoient peu-à-peu dégénéré, en se livrant à la débauche excessive qu'enfante le luxe. Les anciens historiens nous les peignent comme des hommes formidables en ce qu'ils ne craignoient rien, *estimans que fuir étoit chose si honteuse, que mesmes ils ne s'enfuyoient pas des maisons qui s'écrouloient.* (a)

Il a donc été possible de donner aux jeunes gens une vigueur peu com-

---

(a) *Mémoire des Gaules*, &c. par *Scipion Du*-
PLEIX. Liv. I. Chap. IX.

mune & d'en suspendre les effets, relativement aux plaisirs, pendant quelque temps. Quels avantages n'en revient - il pas à la Nation, lorsque ces hommes étant *achevés*, ils dirigent leur force vers l'Amour, avec toute l'énergie d'un tempérament robuste (*a*).

ON observe encore une cause de stérilité qui tient moins à l'homme & à la femme qu'au local qui les environne. Dans le fameux Traité de *l'air & des eaux* (*b*). HIPPOCRATE a

---

(*a*) Les Loix Gauloises avoient porté l'attention jusqu'à condamner à l'amende un jeune homme duquel la ceinture auroit exédé une certaine mesure, pour être devenu trop gras, *ce qui est*, dit l'historien que j'ai cité dans la note précédente, *une marque ordinaire d'oisiveté & de faiturdise.*

(*b*) Voyez *Dict. de Méd.* art. *Air.* On retrouve encore ce morceau précieux dans l'*Hist. Nat. de l'homme malade*, tom. II. 4e. part. & c'est une obligation que doivent avoir à l'Auteur, les personnes qui ne peuvent pas se procurer un ouvrage aussi considerable qu'est le *Dict. de Médecine.*

développé d'une manière admirable ;
les influences de ces élémens , fur tout
ce qui fe paſſe dans l'économie animale ; & d'après les obſervations de
ce grand homme , on peut rendre raifon
de la ſtérilité ou de la fertilité d'un
pays par rapport à ſa ſituation. Il y a
bien de la différence , dit-il , entre
une Ville qui eſt au nord , & une qui
eſt au midi ; entre une qui eſt au levant , & une qui eſt au couchant. Il
n'eſt pas moins important d'examiner
la nature du ſol , s'il eſt nu , ſec ,
couvert , humide ; s'il eſt étouffé &
dans un fond , ou s'il eſt élevé &
froid ; celles des eaux , ſi elles ſont marécageuſes , ſi elles viennent des montagnes & des rochers ; & enfin , ſi
elles ſont dures & crues , douces ou
ſaumâtres (*a*) , légéres ou peſantes.

______

(*a*) On donne ce nom à l'eau des rivières lorſqu'elle eſt un peu ſalée par le mélange de celle de la
mer.

LES préceptes donnés par le père de la Médecine, à ceux qui se destinent à cette science, devroient être sçu de tous les hommes qui chérissent la santé. Ce seroit m'écarter du plan de mon ouvrage, que d'extraire de l'article important dont je parle, tout ce qui pourroit avoir un rapport plus ou moins éloigné à mon objet; il est néanmoins quelques observations essentielles, que je vais offrir rapidement à mes lecteurs. HIPPOCRATE considère les Nations entières dans ses observations, mais on doit les rapprocher plus particuliérement des individus; & alors elles deviennent utile pour la plûpart, en les appliquant à l'objet que je traite.

APRÈS les connoissances préliminaires, sur le climat, HIPPOCRATE veut que le Médecin qui se destine à y exercer son art, s'occupe de la manière de vivre des habitans; il observera, dit-il, s'ils sont grands buveurs & grands mangeurs, ou s'ils boivent peu, quoique d'ailleurs ils mangent beaucoup ; s'ils sont paresseux & ennemis du travail, ou bien s'ils aiment l'occupation & l'exercice ; c'est de-là qu'il doit tirer ses inductions sur tout ce qui se présente.

D'APRÈS ce que j'ai dit plus haut, il est aisé de sentir qu'un mariage dont la stérilité aura pour cause l'inaction des deux individus, ou des excès dans les alimens, qui dérangent continuellement les fonctions, sera guérie par les moyens que j'ai indiqués, après qu'on en aura reconnu la cause ; ce qui sera facile, pour peu que l'on s'examine en suivant les observations d'HIPPOCRATE.

TOUTE Ville exposée aux vents chauds, c'est-à-dire, aux vents qui s'élèvent entre le levant & le couchant d'hiver, & qui est à couvert des

vents du nord , eſt abondante en eaux ;
mais ces eaux ſont impures & peſantes.

CETTE obſervation d'HIPPOCRATE
ſe confirme très-ſouvent. Des perſonnes obligées de s'éloigner pour quelque
temps du lieu qu'elles habitoient , & où
elles faiſoient uſage des eaux dont parle
notre immortel obſervateur , ſont deve-
nues fécondes dès-qu'elles en ont ceſſé
l'uſage.

LES Villes qui ont une mauvaiſe
expoſition, & qui ont volontiers des
eaux marécageuſes ou des eaux de lacs,
ſont expoſées à des variétés continuelles. Si l'été y eſt ſec , les maladies y
ſont courtes ; ſi l'hiver eſt froid , les
hommes y ont la tête fort humide &
pleine de pituite..... Ces hommes
ont peu de force & de vigueur ; ils ne
digèrent qu'avec peine..... Le moindre excès les incommode.... Les femmes y ſont mal-ſaines & ſujettes aux

fluxions. Il y en a beaucoup que la maladie, & non pas la Nature, rend stériles, ou fait avorter: Les enfans y ont des asthmes & tombent dans de fréquentes convulsions…. Quand les hommes ont passé cinquante ans, ils deviennent paralytiques, si le soleil leur donne tout d'un coup sur la tête ou qu'ils y aient souffert un trop grand froid.

En indiquant ainsi le mal, Hippocrate indique en même-temps comment on peut le prévenir. En effet, les variations continuelles de l'athmosphère influeront peu sur les corps, si on y a habitué ceux-ci; les hommes n'auront rien à craindre des excès s'ils n'ent font aucun; en évitant les maladies on évitera la stérilité, puisque celle-ci en est la suite, &c.

Quant aux Villes qui, à couvert des vents chauds, reçoivent les vents

froids entre le couchant & le levant
d'été, les eaux y sont froides, &
les hommes communément grands &
secs.... Ils mangent plus qu'ils ne boivent, ont la tête saine & forte, & la
plûpart sont sujets à des ruptures de vaiſ-
seaux. Ils ont en été, jusqu'à l'âge de
trente ans, de grands & fréquens sai-
gnemens de nez, & vivent néanmoins
plus long - temps que les autres. La dureté des eaux, leur crudité, leur froideur, rendent beaucoup de femmes stériles, suppriment leurs règles, ou du
moins les dérangent considérablement.
On attribue encore à ces eaux les difficultés de l'accouchement, & celles que
les femmes éprouvent lorsqu'elles veulent nourrir leurs enfans; la crudité &
la dureté des eaux détruisant le lait.
L'enfance dans ces villes dure plus long-
temps qu'ailleurs, & la puberté y est plus
tardive.

LES Villes qui font tournées au levant, font fans comparaifon plus faines
que celles qui font au nord & que celles
qui font tournées aux vents chauds; quand
il n'y auroit qu'une ftade de différence.
Les eaux qui y reçoivent les rayons du
foleil levant, ne fauroient être que très-
claires, très - légères & d'une faveur
agréable. Les premiers rayons du foleil
les purifient , & l'air retient long-temps
les impreffions du matin : les hommes
y ont le teint fort bon & fleuri , la voix
claire & nette , les paffions affez mo-
dérées , ce qui eft un grand point pour
la fécondité ; auffi les femmes y font-
elles fécondes , & elles accouchent facilement.

MAIS les Villes qui regardent le
couchant , de manière qu'elles foient à
couvert des vents du levant , & ne
reçoivent que les vents chauds ou les
vents du nord ; ces Villes , dit HIP-

POCRATE, font nécessairement mal-
faines : les eaux n'y font pas claires,
le soleil n'agit fur elles que lorsqu'il eft
déjà fort haut. Tous les matins, pendant l'été, il fouffle des vents froids &
il tombe de la rofée ; le refte de la
journée le foleil brûle & deffèche les
hommes, c'eft pourquoi ils n'ont ni
force ni couleur, & font fujets à une infinité de maladies. Ils ont de plus la voix
rude & enrouée, à caufe de la groffiéreté
& de l'impureté de l'air, qui ne peut
être purgé par les vents fecs du nord,
qui n'y font pas de longue durée ; &
parce que ceux qui foufflent font très-
humides & très-pluvieux. Les vents du
couchant reffemblent parfaitement à
ceux de l'automne ; & la fituation de
ces Villes, leur donne une température à-peu-près pareille à celle de cette
faifon, à caufe du changement qui y
arrive dans un même jour ; le matin

& le foir y font d'une température entièrement oppofée.

RIEN ne démontre mieux les effets
falutaires qui doivent réfulter de la fituation favorable d'un pays , que la
longévité des habitans du *Petit - Clery*
en Clermontois. Quoique ce Village
ne confifte qu'en 25 feux , il s'y trouvoit à la fin de l'année 1768 , douze
perfonnes en très-bonne fanté qui avoient
entr'elles 993 ans 2 mois (*a*). Il eft
étonnant qu'il fe trouve , dans un auffi
petit Village , un auffi grand nombre
de perfonnes d'un âge avancé ; il faut
attribuer ce bonheur à fa pofition. Il eft
près de la Meufe fur une petite montagne , à l'afpect du nord , & au pied
de laquelle eft une petite prairie , en-
vironnée

______

(*a*) *Journ, Encyclop.* Décembre 1768. Ces douze
perfonnes font trois hommes , & neuf femmes ou
filles.

vironnée de belles plaines, & éloignée des bois.

Ce qu'Hippocrate a dit des eaux jusqu'à présent, s'est trouvé lié avec ses observations sur la situation & la température des Villes. Il revient ensuite au premier objet, qu'il n'a fait qu'indiquer. Il examine quels biens & quels maux doivent résulter de l'usage des eaux, relativement à leurs propriétés. Je laisse avec regret ce qui paroît s'écarter du plan que j'ai tracé pour ne m'occuper que de ce qui y a un rapport immédiat.

Les eaux des marais, celles des lacs, & en général toutes les eaux croupissantes, doivent être nécessairement chaudes en été, épaisses & de mauvaise odeur, parce qu'elles ne coulent point, qu'elles reçoivent toujours l'égout des pluies, & qu'elles sont brûlées par le soleil. En

hiver, elles seront froides, glacées &
troubles, lourdes & grossières. Ceux
qui boivent habituellement de ces
eaux, sont la proie d'une infinité de
maladies. Elles causent des obstructions
aux principaux viscères, elles décharnent
le visage & amaigrissent tout le corps.
Les femmes qui en font usage conçoivent avec peine, accouchent difficilement : elles mettent au monde des
enfans fort gros, boursouflés ; mais
qui dans la suite tombent en consomp-
tion, & sont toujours mal sains &
sujets à plusieurs accidens. Souvent il
arrive aussi que les femmes croient être
grosses, & quand le terme est venu,
cette grossesse s'évanouit.

Les plus mauvaises eaux après les
précédentes, sont celles qui coulent des
rochers, car elles sont dures ; & celles qui
viennent des lieux où il y a des eaux
chaudes, & où il naît du fer, du cuivre,

de l'argent, de l'or, du soufre, du vitriol, du bitume ou du salpêtre ; ces eaux passent avec peine, & empêchent le ventre de faire ses fonctions.

Les meilleures sont celles qui viennent des lieux hauts & des collines, qui n'ont qu'une terre sabloneuse, car elles sont douces & limpides ; elles sont chaudes en hiver, & froides en été ; ce qui marque qu'elles ont leurs sources très-profondes. Mais il faut sur-tout faire grand cas de celles qui coulent ver le levant, & particuliérement vers le levant d'été. Toutes celles qui sont salées, âcres & crues, sont en général très-mauvaises à boire ; il y a cependant certains tempéramens & certains maux auxquels elles sont fort utiles.

On met au dernier rang des eaux, celles qui coulent vers le midi, & en-

tre le levant & le couchant d'hiver ;
mais elles font moins dangereufes dans
les pays froids que dans les pays
chauds.

Les perfonnes qui ont le ventre
dur, conftipé & difpofé à s'enflammer, doivent ufer des eaux les plus
douces, les plus légères; & ceux qui
l'ont mou, humide, pituiteux, doivent chercher les plus dures, les plus
crues & un peu falées, car elles con-
fumeront cette pituite & cette humidité.

Toutes les eaux qui cuifent facilement les légumes, qui fondent &
pénètrent les viandes, lâchent par conféquent le ventre & lui communiquent
leurs vertus ; celles qui font crues &
dures, & qui cuifent difficilement ces
mêmes viandes, ne peuvent que deffé-
cher & refferrer.

Les eaux de pluie font très-légères, très-douces, très-délicates, très-claires. (*a*)

LES eaux de glace & de neige sont toutes très-mauvaises, car toute eau qui a été gelée ne recouvre jamais sa première qualité.

LA pierre, la colique néphrétique, la strangurie, l'ardeur d'urine, la sciatique & les tumeurs, viennent particuliérement aux hommes qui boivent de toutes sortes d'eaux, dont la source est fort éloignée, ou dans lesquelles d'autres eaux de rivières, de lacs & de marais se déchargent. Il est impossible qu'une eau ressemble à une autre; l'une est douce, l'autre salée & alumineuse; celle-ci est froide, celle-là est chaude, &c. Rien n'est plus impor-

---

[*a*] Ces bonnes qualités dépendent de la pureté de l'air, mais il n'est pas toujours dans cet état, & l'eau contient alors des matières grossières, qui exigent la distillation pour la rendre légère & plus pure.

tant que cet examen, continue HIPPO-
CRATE, & la plus grande partie de
nos maladies, viennent des causes que
nous avons sous les yeux, que nous
secondons au lieu de les détruire.

ON ne peut se refuser à croire que
l'air & l'eau n'aient une action sensible
sur la multiplication de l'espèce, & que
les différences qu'ils font naître ne
soient très-remarquables. C'est ce qui
faisoit dire à HIPPOCRATE, en consi-
dérant les variétés des saisons & celles
des terreins; il en est de même des
hommes, si l'on y prend garde de
près; dans les uns, la Nature est la
même que celle des montagnes, des
forêts, & des lieux arides; dans les
autres, elle est semblable à celle des
terres légères & humides; dans ceux-
ci, elle est la même que celle des pays
qui ont des prairies & des marais; &
dans ceux-là, on reconnoît la nature

des plaines & des lieux découverts &
fecs : les variétés des faifons, qui
changent la nature des chofes fon grandes, & en grand nombre ; les diverfités
qu'elles caufent ne le font pas moins.

NOTRE obfervateur, pour prouver
à quel point la température du climat influe fur la vigueur, & par conféquent fur
la fertilité des hommes, expofe les réflexions que lui ont fufcitées fes obfervations. L'Afie, dit-il, diffère de l'Europe, par la nature des plantes & des
hommes ; car tout vient plus beau &
plus grand en Afie qu'en Europe. La
température des faifons & leur égalité
en font caufe ; or, ce qui contribue
le plus à la bonté & à l'accroiffement
des chofes qui naiffent dans un pays,
c'eft la température de l'air. Ce n'eft
pas que le climat de l'Afie foit égal
en tout, continue notre Auteur, je
ne parle que de cette partie qui eft la

plus tempérée.... On y élève les enfans avec plus de facilité, les hommes
y sont mieux constitués, plus beaux,
plus grands & mieux faits ; quant à la
taille & à la beauté de la voix, il n'y
a presque pas entr'eux de différence ; de
sorte, qu'on peut assurer que ce climat
approche plus que tout autre de la constitution la plus naturelle & la plus tem-
pére ; mais il est impossible que la
force, le courage, la vigueur & la
patience dans les travaux, accompagnent de telles constitutions ; le goût
& l'instinct n'y sont pas constans ; un
sexe ne se borne point uniquement à
l'autre, entraîné par la volupté.....
Il en est de même en Égypte & en
Lybie.

En parlant des peuplet qui habitent
les bords du Phase, Hippocrate observe que leur pays est marécageux,
chaud, humide & couvert. En tout

temps, dit-il, il y tombe des pluies très-fortes, & ses habitans vivent dans les marais, & bâtissent au milieu des eaux. Ils vont rarement dans les Villes; mais ils courent çà & là dans de petites barques qu'ils font d'un seul tronc d'arbre. Ils ne boivent que des eaux chaudes, stagnantes, qui sont corrompues par le soleil, & grossies par les pluies. Le Phase même n'est qu'une eau dormante; de tous les fleuves, c'est le plus tranquille & le plus lent. Les fruits que mangent le Phasiens, sont avortés, imparfaits, sans saveur; l'excessive humidité ne leur permet pas de mûrir comme il faut; c'est cette humidité qui rend l'air de ce climat fort épais & grossier; tout cela joint ensemble, fait que les habitans du Phase diffèrent des autres hommes par la figure: ils sont excessivement grands & horriblement gros. Ils sont pâles &

défaits comme les malades qui ont la jauniffe, ils font lâches dans les travaux.

A la conftirution de ces Afiatiques, HIPPOCRATE oppofe les Sauromates Européens qui habitent près du Palus Méoride. Les femmes montent à cheval, lancent le javelot, & combattent pendant qu'elles font Vierges. Il faut qu'elles aient tué trois de leurs ennemis pour obtenir la permiffion de fe marier; elles n'habitent avec leurs maris qu'après avoir fait le facrifice ordonné par la Loi. Celle qui fe marie, eft difpenfée de monter à cheval & d'aller à la guerre, à moins que le pays ne foit forcé de prendre les armes pour quelque grande néceffiré. Elles n'ont que la mamelle gauche; car pendant qu'elles font jeunes, les mères ont grand foin de leur brûler la mamelle droite avec un inftrument d'airain fait exprès; de forte que cette mamelle ne pouvant croître, toute la force & la nourriture fe portent à l'épaule & au bras droit.

On devoit obferver beaucoup de différence entre la conftitution de ces Peuples & celle des Phafiens; la coutume où étoient les premiers, de difpenfer les femmes de monter à cheval lorfqu'elles étoient mariées, contribuoit à la multiplication de l'efpèce, car une caufe affez ordinaire de ftérilité, eft le trop fréquent exercice à cheval; les Scythes en font la preuve.

Ces Peuples, qu'on appelle *Nomades*, dit Hippocrate, parce qu'ils n'ont point de maifons, & qu'ils habitent dans des chariots, (*a*) demeu-

[*a*] Ces chariots ont quatre ou fix roues, ils font couverts de tapis & faits comme des maifons à plufieurs étages. Ces maifons ambulantes font traînées par deux à trois paires de bœufs.

rent dans un même lieu tant qu'ils y trouvent du fourrage ; quand ils ont tout consommé, ils décampent & vont ailleurs. Les femmes vivent dans ces chariots, & les hommes les suivent à cheval à la tête de leurs troupeaux & de leurs haras. Il n'y a point de nation moins féconde, & où les animaux soient & moins nombreux & plus petits. Les hommes se ressemblent tous ; ils sont gras & charnus ; leurs jointures sont lâches & abreuvées d'humeurs, comme tout leur corps. Cette masse de chair & cette graisse, font ce qui les rend tellement ressemblans, qu'un homme n'y diffère presque pas d'un autre homme, ni une femme d'une autre femme. Cela vient aussi en partie, dit encore notre immortel Observateur, de ce que les saisons étant toujours égales, il n'arrive aucun changement physique, ni aucune altération dans la semence, si ce n'est

par quelque maladie, ou par quel-
qu'accident fort violent & fort rare. (*a*)

CE que j'ai dit ailleurs de l'humidité
& de l'embonpoint exceſſifs qui cau-
ſoient la ſtérilité, eſt confirmé par HIP-
POCRATE au ſujet des peuples dont il
fait la deſcription. La plupart des Scythes, & généralement tous les *Nomades*,
ſe brûlent les épaules, les bras, les
jointures des mains, la poitrine, les

[*a*] La ſituation du Pays dont parle HIPPOCRATE,
eſt telle, que les habitans y reſſentent toujours les
vents de biſe, que les neiges, les glaces & les eaux
rendent extrêmement froids. L'hiver y eſt perpétuel;
l'été n'y dure que peu de jours, lorſque le ſoleil à
la fin du ſolſtice d'été s'approche de ce Pays, &
alors ſa chaleur eſt très-foible. Les Scythes ont toujours la même nourriture, & les mêmes habits,
hiver & été; l'air qu'ils reſpirent eſt toujours le
même, épais & humide, & ils n'ont pour boiſſons
que des eaux de neige & des eaux glacées. C'eſt de
cette uniformité générale, qu'HIPPOCRATE tire la
reſſemblance conſtante des individus au phyſique &
au moral, ainſi qu'on le verra encore bientôt.

cuisses & les lombes, à cause de l'excessive humidité qui les relâche & les
énerve ; ils n'ont ni la force de tendre
un arc, ni celle de lancer un javelot ;
mais quand ils se sont brûlés, les jointures sont plus fortes, leur corps devient
plus robuste & plus ferme. Ils n'en sont
néanmoins pas plus propres à la fécondité ; les Scythes sont les plus stériles
de tous les Peuples. La plupart même
sont impuissans ; s'acquittent des devoirs
propres aux femmes, & parlent comme
elles. On les appelle les efféminés.
Quand ils approchent de leurs femmes
& qu'ils ne se trouvent plus hommes,
ils ne doutent point qu'ils n'aient
offensé les Dieux, qui pour se venger,
leur font sentir ces effets de leur colère.
Ils prennent des robes de femmes, &
avouant publiquement leur impuissance,
ils vivent en femmes & en font toutes
les fonctions.

ON retrouve encore ici cette vérité de tous les temps & de tous les lieux, que le peuple est la partie la plus sa ne d'un état pour la multiplication de l'espèce. Cette impuissance dont nous parlons, n'attaque jamais les pauvres ; *il n'y a*, dit HIPPOCRATE, *que les nobles & les riches qui en sont atteints, parce qu'ils vont toujours à cheval ou en chariot, au lieu que les pauvres vont à pied.* Il observe encore, que les Scythes ont le teint & les cheveux roux, & que la fécondité n'est pas propre aux tempéramens de cette nature. A l'égard des femmes, leur humidité & leur graisse s'opposent à la conception, en bouchant l'orifice de la matrice ; leurs esclaves sont très-utiles à la Nation ; chargées de tout le travail & faisant un exercice continuel, elles sont fort maigres, & par-là conçoivent avec une facilité dont la Nation se trouve heureuse. Ces esclaves empêchent seules le dépérissement trop rapide de l'espèce dans ces climats.

PAR la force de son génie, HIP-POCRATE s'étoit élevé au-dessus des idées superstitieuses de son temps, & il en donne la preuve, en voulant dissuader ses contemporains de la croyance dans laquelle ils étoient, que l'impuissance & la stérilité étoient une maladie envoyée par les Dieux, pour punir les hommes de leurs fautes. Si cela étoit, s'écrie ce Médecin Philosophe, elle arriveroit aux pauvres comme aux riches, & encore plutôt aux premiers, car les pauvres honorent bien moins les Dieux. En effet, continue-t-il, ce sont les riches qui leur font des sacrifices, qui leur élèvent des temples, qui leur érigent des statues, & qui leur font mille offrandes & mille dons; ce que les pauvres ne font pas en état de faire. Le plus fouvent même , ces derniers , au lieu d'honorer les Dieux, murmurent & blafphêment contre eux , à caufe du partage fi inégal qu'ils font des richeffes. La punition de tous ces crimes devroit donc plutôt tomber fur les pauvres, que fur les riches qui n'y ont point de part..... Mais cette maladie ne vient des Dieux que comme les autres , & elles ont toutes leurs caufes dans la Nature !

C'est également à ces caufes qu'Hippocrate attribue les variétés qui s'obfervent en Europe dans l'efpèce humaine. Les autres Européens, dit-il, diffèrent entr'eux par la taille & le vifage , à caufe des variations fréquentes des faifons ; en effet , ils ont de longs hivers, & des étés infupportables ; de grandes pluies, de grandes féchereffes, & de grands vents , qui produifent

des changemens considérables ; & ces
changemens apportent les différences
que l'on remarque dans les générations ;
car la semence n'est pas toujours la
même dans le même homme , étant
tous autre l'hiver que l'été , & pendant les sécheresses que pendant les
pluies. Voila pourquoi les Asiatiques
se ressemblent bien plus que les Européens.... Par-là-l'on trouve aussi
la raison de la différence des mœurs.
Tous ceux qui habitent un pays mon-
tagneux , rude , fort élevé , fort sec ,
éprouvent des changemens considérables ; & par conséqueut , ils sont plus
grands , plus agissans , & plus coura-
geux ; & ces sortes de tempéramens
ne peuvent manquer d'être cruels &
féroces. Mais ceux qui vivent dans
un pays enfoncé , étouffé & plein de
prairies , plus sujet aux vents chauds
qu'aux vents froids , & qui n'ont que

des eaux chaudes , font gros & charnus ; ils ont les cheveux noirs ; ils font
eux - mêmes plus noirs que blancs ; ils
ont moins de phlegme que de bile , &
n'ont ni tant de force , ni tant de courage que les premiers , à moins que
l'habitude ne leur donne les qualités que
la Nature leur refuse : mais s'ils ont
dans leurs pays des rivières , où ils
puissent faire couler les eaux de pluie &
les eaux croupissantes , ils font fort
fains , & leur teint est fort bon. Si
au contraire , ils n'ont point de rivières , & qu'ils foient obligés de boire
des eaux croupies & puantes , il est
de toute nécessité qu'ils aient le ventre
& les viscères mal disposés.

C E U X qui habitent un pays élevé ,
découvert , exposé aux vents , & où il
y a abondance d'eaux , font grands
& presque tous femblables , mais ils
ont moins de courage & plus de douceur.

Ceux qui demeurent dans des pays nus, maigres & secs, & qui ne font point fujets à de grands changemens ont le corps dur & robufte, & font plus blancs que noirs, ils font arrogans, colères, opiniâtres & entêtés.

Par-tout où l'on éprouve des changemens de faifons très-fréquens, là on trouve des hommes d'une figure très-différente & qui ne fe reffemblent en rien, ni pour la complexion, ni pour les mœurs.

Cela vient premièrement des changemens de la Nature, enfuite du terroir où l'on eft nourri, & des eaux que l'on eft obligé de boire : on trouvera prefque toujours que les hommes, & pour la figure & pour les mœurs, reffemblent naturellement aux pays qu'ils habitent. Dans tous les lieux où la terre eft graffe, molle, aquatique ; où les eaux font fi peu profondes

qu'elles font chaudes en été & froides
en hiver ; où les faifons font fort tem-
pérées , les hommes y font très-charnus ,
pefans , fans force & fans vigueur , &
pour l'ordinaire fort brutes ; ils n'aiment
qu'à dormir : c'eft la lâcheté & la pareffe
même , & ils n'ont ni efprit , ni adreffe
pour les Arts.

Mais par-tout où le pays eft nud ,
ouvert & rude , où l'on fent les rigueurs de l'hiver & les ardeurs de l'été ,
vous y trouverez des hommes maigres
& tout velus ; qui font vigoureux
& robuftes , vigilans & laborieux , arrogans & opiniâtres , plus féroces que
doux , propres aux arts & nés pour la
guerre ; en un mot , tout ce qui vient
dans quelque terre que ce puiffe être ,
fe fent des qualités de la terre qui le
produit.

Ces immortelles obfervations d'Hippocrate , confirmées pour la plûpart

depuis plus de deux mille ans , & qui
annoncent les vastes connoissances de
l'Auteur , ne paroissent être contredi-
tes aujourd'hui , que par ceux qui ne
font aucune attention aux catastrophes
qui ont changé la nature des choses.
Sans parler des changemens arrivés sur
notre globe par des causes qu'il ren-
fermoit dans son sein ; l'ouvrage des
hommes , depuis tant de siécles , a dû
occasionner des variations dans quelques
contrées. On a vu , lorsque j'ai parlé
des tempéramens , que celui qui domi-
noit chez les habitans des environs de
la Grèce , a passé en France ; que celui des Suédois est le même ; & qu'a-
vant cinquante ans il deviendra la constitution dominante en Russie. Ces changemens , ouvrage d'une longue suite
de siécles , ne sont - ils pas aussi celui
des hommes ? . . . . Ils ne tiennent pas ,
dit plaisamment le P. CASTEL , regis-

tre de toutes les singularités qu'ils introduisent dans la Nature. Ne pourroit-on pas dire que les marais desséchés, les vastes forêts abattues, le mélange du peuple des campagnes avec celui des villes, le changement dans les mœurs, dans les alimens, &c. ont concouru à introduire dans chaque nation des variétés relatives à sa constitution, & qui peu-à-peu ont éloigné ou rapproché des hommes de leur constitution primitive ou dominante. Les anciens Romains, par exemple, du peuple le plus foible de l'Italie, devinrent le plus robuste, à force d'exercice & de travail. Il rendoit vers sa première foiblesse, sur la fin de la république ; mais malgré cette dégénération, PLINE nous dit que dans le dénombrement qui fut fait des habitans de Rome, sous l'empire de VESPASIEN, il se trouva un grand nombre de citoyens d'une vieillesse extraordinaire, & deux entr'autres, qui avoient 150 ans. Ce phénomène ne parut jamais dans Rome moderne (*a*).

MALGRÉ ces changemens survenus dans la constitution dominante des peuples, changemens dans lesquels la Nature n'est pour rien, si je peux m'exprimer ainsi, & qui sont l'ouvrage des hommes; il faut convenir que de la justesse des observations d'HIPPOCRATE, on doit tirer, à l'aspect seul d'un pays, des conjectures sur la stérilité ou la fécondité de ses habitans. Ces mêmes observations indiquent encore les moyens de remédier à la stérilité, pour peu qu'on y fasse attention; car la cause du mal une fois mise en évidence, y a t il quelqu'un qui ne s'attache à l'anéantir?

____

(*a*) Voyez *les abus de la Saignée*, &c. Paris, 1759, §. 65.

néantir ? Ce qu'HIPPOCRATE a écrit pour les Nations, chaque individu en peut profiter : de ce qu'a dit ce grand homme de l'impuiſſance & de la ſtérilité des Nomades & des Phaſiens, un homme peut répandre la fertilité ſur ſon mariage, ſi trop d'embonpoint, une conſtitution phlegmatique, le défaut d'exercice, s'oppoſent à la conception.

LES mauvaiſes qualités attribuées à certaines eaux cauſant la ſtérilité, on a vu celles dont on devoit faire uſage pour entretenir l'équilibre, ſi néceſſaire dans l'économie animale pour l'exercice des fonctions.

ON a vu également quels ſont les terreins peu favorables à la *végétation* des hommes ; (qu'on me permette cette expreſſion) & de-là on peut connoître quels lieux doivent occuper, de préférence, l'homme & la femme qui

desirent laisser à la postérité des rejetons
sains & vigoureux.

Il y a une sorte de stérilité qui ne
peut être guérie qu'en s'éloignant du
lieu que l'on habite d'ordinaire, quoique l'air qu'on y respire, & l'eau que
l'on y boit, n'aient aucune mauvaise
qualité. Elle a sa cause dans une sorte
d'inaction & d'indolence de l'homme
& de la femme, puisque les voyages
suffisent pour rendre leurs embrassemens
féconds. Mille exemples prouvent la
vérité de ce que j'avance. Un homme
de distinction, marié depuis long-temps,
sans pouvoir jouir du plaisir d'être père,
le devint après avoir fait près de trois
cens lieues pour se rendre à une am-
bassade où il avoit été nommé. Il demeure trois ans dans sa place sans donner d'autres marques de sa capacité ; il
obtient la permission de revenir dans sa

patrie ; il y est à peine, qu'il a de fortes raisons d'espérer que bientôt il sera père d'un second enfant. Cette stérilité est triste, sans doute, parce qu'on ne peut pas conseiller à tous ceux qui sont dans ce cas - là, d'aller essayer leurs forces à trois ou quatre cent lieues de leur pays ; mais la différence des états sert à rapprocher & réunir les effets. Les personnes du peuple ont des pélerinages, où l'homme & la femme sont obligés de se rendre à pied, pour attirer la bénédiction du ciel sur leur mariage ; le Saint qu'ils vont invoquer est presque toujours à plusieurs journées de leur habitation, & la marche salutaire à laquelle ils se soumettent, compense la distance des lieux ; ensorte que quarante ou cinquante lieues à pied, équivalent au moins à quatre ou cinq cens, faits avec toutes les commodités que se procurent les gens riches.

Q ij

Tous les Peuples que nous connoif-
fons, s'exercent le corps certains jours
de l'année par des mouvemens, qu'il faut
regarder comme falutaires; telle eft la
danfe chez nous. Cet ufage eft certainement utile parmi toutes les Nations,
pour la propagation de l'efpèce; & une
loi qui interdiroit la danfe dans quelques Royaumes de l'Europe, où il ne
refte plus que ce moyen de faire faire un
peu d'exercice à une partie des femmes,
donneroit atteinte à la population.

IL en eft de même de la mufique;
on fait que l'action de chanter exerce
la poitrine, fortifie les organes de la
refpiration, atténue les fluides, augmente la chaleur, à caufe du mouvement continuel de la poitrine, dans
l'infpiration & dans l'expiration, & du
choc de l'agitation que l'air y fouffle.
Il eft donc des circonftances où le
chant eft favorable à la génération; ne

feroit ce que par la gaieté qu'il répand sur les esprits.

Nous avons vu, au commencement de ce chapitre, que les plaisirs de l'Amour trop fréquens causent la stérilité, & on en a des exemples. C'est donc un moyen d'éviter ce malheur, que d'attendre, pour procéder à la génération, des signes non équivoques du besoin de la jouissance. Il est néanmoins pour chaque peuple, ou plutôt pour chacun des individus qui le composent, une saison, un jour, peut être une heure, où d'heureuses circonstances peuvent influer sur les plaisirs & les rendre féconds.

Si tous les hommes avoient le même tempérament, la manière de vivre uniforme, & que la température de l'air fût égale dans tous les pays, on pourroit, comme cela se pratique dans quel-

ques cantons des Indes, faire usage du
claperman, pour réveiller les époux &
les obliger à réunir leurs efforts pour
donner des citoyens à la patrie. Mais
il s'en faut bien que le devoir du mariage puisse être commandé par un
tambour ; cette fonction, comme on
l'a vu en traitant du *congrès*, est libre,
indépendante, capricieuse, quelquefois
rebelle à tout, excepté au tempérament qui varie dans tous les hommes.
L'air, les alimens, &c. influent à la
vérité sur nos fonctions, mais ils n'y
causent qu'une variation passagère, &
dont il faut profiter si elle s'offre sous
des auspices favorables. Il n'en est pas
moins vrai, que dans beaucoup de
mariages, même très-fertiles, les enfans
naissent constamment dans la même saison, & c'est à une certaine disposition
du climat favorable au tempérament
des époux, que ces alliances doivent leur

fertilité. Pourquoi les saisons n'influe-
roient-elles pas sur le corps, elles qui
ont dans plusieurs sujets une sorte d'autorité sur l'esprit ? Le célèbre THOM-
SON ne composoit guère que pendant
l'automne ; & le fameux MILTON avoit
le génie brillant la moitié de l'année,
depuis la fin de Septembre jusqu'au mois
de Mars, & il s'éteignoit en quelque manière les six autres mois, qui forment le
printemps & l'été.

IL ne peut y avoir un thermomettre
universel en Amour ; la saison pendant
laquelle un Européen se livre avec le
plus d'ardeur aux plaisirs, est peut-être
le temps où l'Africain s'occupe peu de la
volupté. Ces différences peuvent être rapprochées de beaucoup, puisque sous le
même climat, dans la même ville, le
peu d'uniformité qu'il y a entre les tempéramens de chacun des individus, produit des effets différens.

MALGRÉ les exceptions qui sortent de la loi générale, on peut dire que la plupart des conjonctions charnelles qui se font pendant les ardeurs de l'été, sont stériles. La chaleur, en excitant une transpiration abondante, relâche trop les fibres; la liqueur prolifique n'a pas toute sa perfection, & les efforts réunis de l'homme & de la femme sont inutiles (*a*). Ce seroit vainement que les Indiens s'efforceroient de multiplier durant les chaleurs excessives qu'ils ressentent quelquefois. Ceux qui habitent l'Isle de Java, sont portés vers la jouissance avec une sorte de fureur les trois quarts de l'année; & en été, les rayons du soleil sont si brûlans, que les lions, les léopards, les loups, se réfugient dans

____

(*a*) Il ne faut pas prendre pour une disposition à la fécondité, la mesure du plaisir pendant les chaleurs; si ce plaisir paroît se prolonger pour quelques personnes, c'est une marque de plus de la foiblesse des organes.

l'eau, où ils s'enfoncent jufqu'aux narrines pour fe mettre à couvert de la chaleur, tandis que les hommes font contraints de monter fur la cime des arbres les plus élevés, pour y refpirer un air moins enflammé. Ils ne s'occupent alors que de leur confervation.

L'Automne eft plus favorable à la population; à proportion que les chaleurs vives s'appaifent, nos organes reprennent du reffort: & d'ailleurs les variations qui règnent dans l'atmofphère pendant l'automne, influent avec avantage fur les germes qui doivent perpétuer notre exiftence.

L'Hiver eft nommé le fommeil de la Nature; il femble, en effet, que tous les êtres foient engourdis durant cette faifon; & les glaces, les neiges & les pluies froides, doivent amortir les feux de l'Amour. Il s'en faut de beaucoup cependant, que les hommes qui habitent les grandes villes, & qui y jouiffent d'une certaine aifance, fe reffentent des rigueurs de l'hiver, comme le peuple qui vit dans les campagnes. Auffi, on peut dire, que les premiers chez qui tout eft factice, jufqu'à l'Amour, choififfent pour leurs plaifirs une faifon qui ne leur eft pas favorable. L'oifiveté, le luxe de la table, les moyens qu'on emploie pour s'oppofer au froid, communiquent au corps une chaleur contre nature, dont les voluptueux profitent. Ils s'épuifent vainement dans une faifon qui n'eft pas celle où la plupart des femmes font difpofées à concevoir; & femblables à ces plantes délicates qu'on oblige à produire des fleurs à l'infçu de la Nature, leur règne eft paffé lorfque celui de tous les êtres revient avec les beaux jours (*a*).

____

(*a*) La paffion qui domine les gens riches en hiver

La Nature au printemps, belle, riche, féconde,
Varie à chaque instant le théâtre du monde.

TOUT s'anime, croît & se multiplie pendant cette saison ; elle agit sur les animaux comme sur les plantes ; c'est elle qui redonne à la terre les beautés que les rigueurs du froid avoient ternies ; l'homme sent renaître des desirs qu'il peut satisfaire ; tout le porte vers la propagation de son espèce..... O vous, qui suivez les loix de la Nature ! le spectacle qu'elle présente à vos yeux vous

----

& qu'ils prennent pour de l'Amour, leur est très-préjudiciable. Ils sont obligés de rompre l'harmonie qui doit régner entre l'air & les hommes ; celui qu'ils respirent dans leurs appartemens est un air *commandé*, qui diffère de beaucoup de l'air extérieur auquel ils n'osent s'exposer. Ils ont obligation de leurs jouissances à l'habileté de leur cuisinier, aux liqueurs spiritueuses dont ils font usage, aux ingrédiens tirés des quatre parties du monde qui se trouvent réunis parmi leurs alimens.... C'est ainsi que l'on prétend forcer la Nature à favoriser les passions.

preſcrit vos devoirs. Les plantes ! Les
animaux ! . . . . . Pouvez - vous faire
un ſeul pas ſans découvrir cette ré-
volution générale qui échauffe la Nature entière ?

Dès le premier beau jour que le PRINTEMPS
     ramène,
Les zéphyrs font ſentir leur amoureuſe haleine ;
La terre orne ſon ſein de brillantes couleurs,
Et l'air eſt parfumé du doux eſprit des fleurs.
On entend les oiſeaux, frappés de ta puiſſance,
Par mille ſons laſcifs, célébrer ta préſence :
Pour la belle géniſſe, on voit les fiers tau-
     reaux,
Ou bondir dans la plaine, ou traverſer les
     eaux.
Enfin, les habitans des bois & des monta-
     gnes,
Des fleuves & des mers, & des vertes campa-
     gnes,
Brûlant à ton aſpect d'amour & de deſir,
S'engagent à peupler par l'attrait du plaiſir :
Tant on aime à te ſuivre, & ce charmant em-
     pire

Que donne la beauté sur tout ce qui respire. (*a*).

CES feux qui embrâsent les animaux, indiquent assez que le printemps est la saison où les êtres se multiplient avec facilité. C'est le moment où la Nature donne à l'homme l'énergie & la vigueur nécessaires pour la propagation de son espèce. L'homme robuste, s'apperçoit de l'activité des esprits qui bouillonnent dans ses veines : favorisé par des songes agréables, il s'empresse de jouir des plaisirs qui l'appellent, il s'y livre tout entier.... Il ne calme ses transports que dans la crainte de s'opposer au but où tendent ses embrassemens. N'opposons pas à cet homme, ceux qui ont forcé le plaisir durant l'hiver : si le printemps fait quelque chose pour eux, c'est en

---

(*a*) Traduction du commencement de LUCRÈCE, par le Sr. d'HESNAUL.

accélérant la végétation ; incapables de
sentir ses influences voluptueuses , insensibles au spectacle ravissant de la fécondité universelle , ils attendent tris-
tement que des végétaux salutaires aient
réparé les désordres qu'ont excités leurs
passions.

On a tellement senti l'influence des
saisons sur les corps , qu'on a cru reconnoître que dans l'espace de vingt-
quatre heures , elles reparoissoient ;
c'est-à-dire , que les quatre parties du
jour étoient comparées aux saisons. En
conséquence , on a dit que le commencement du jour où l'air est chaud &
humide , avoit dans toute saison les influences du printemps ; le milieu du
jour étoit comparé à l'été , le soir à
l'automne , & la nuit à l'hiver. Ces dis-
tinctions , qui influent dans les mala-

dies, peuvent ce me semble être négli-
gées par les hommes qui jouissent d'une
bonne santé, & ce seroit être esclave de
sa pendule, si on avoit besoin de la consulter alors.

C'est le tempérament & les signes
qui annoncent le véritable desir qui
doivent nous guider dans les exploits
amoureux. Il est des hommes si singu-
liérement affectés, que les ténébres qui
couvrent la terre, voilent à leur imagination les plaisirs de la nuit; il en est
d'autres qui ont besoin de recueille-
ment pour les goûter; ce seroit infructueusement que leur épouse voudroit
tirer parti de sa beauté, pendant que
le soleil en relève l'éclat. Semblables
à ce peintre qui regardoit pendant quatre heures les personnes dont il vouloit
faire le portrait, & qui de retour à son
attelier esquissoit & finissoit le tableau;
ces hommes puisent leur vigueur dans

les yeux de leur femme, & attendent
que la nuit en ait caché la beauté
pour se livrer à l'impression qu'ils ressentent (*a*).

NULLE règle sur laquelle on puisse
statuer pour déterminer l'heure à laquelle les époux en général, doivent se
communiquer leur amour : les exceptions sont infinies, & variées par des
circonstances trop nombreuses, pour
qu'on puisse en faire mention. Il y
a quelques règles générales, auxquelles néanmoins je ne conseillerois
pas à tous les époux de s'astreindre ;
quelques Médecins, par exemple,
s'opposent à ce qu'un homme caresse

(*a*) TAVERNIER dit qu'un Arménien marié depuis dix ans, n'avoit jamais vu sa femme, & ne l'a-
voit jamais ouï parler ; parce que quand elle alloit coucher avec son mari, elle n'ôtoit son voile qu'après
avoir éteint la lumière, & qu'elle se levoit toujours
avant le jour, ne mangeant d'ailleurs jamais avec son
époux. (*Voyages. Liv.* 4. *chap.* 8.)

fa femme après le repas , *parce que la semence* , difent-ils , *ne peut produire en ce temps que des enfans mal confti- tués* (a). Si de l'union des fexes il peut réfulter un mal dans ce cas , je crois que l'enfant n'en fera pas la victime : la li- queur féminale , étoit préparée avant que l'homme eût donné des alimens à fon eftomac , elle étoit dans les réfer- voirs qui lui font deftinés & qui n'ont aucune communication immédiate avec l'eftomac , qui d'ailleurs ne peut influer fur cette liqueur auffi promptement qu'on voudroit le fuppofer, & l'altérer au point qu'il dût en réfulter un individu *mal conftitué.* L'homme feul peut en être incommodé , parce que la digeftion dans beaucoup de perfonnes fe fait avec peine , & que l'ardeur que l'on apporte au plaifir , doit y caufer quelque retarde-

____

(*a*) Nouv. Edit. du *Tableau de l'Amour Conjugal.* Tom. premier. pag. 129.

ment. Il est d'ailleurs des hommes qui n'ont aucune activité en Amour, s'ils n'ont donné des alimens à leur estomac, & ce seroit vainement qu'on leur offriroit le plaisir, tandis que ce viscère annonce qu'il a besoin de nourriture. Quiconque a faim, ne doit pas travailler (*a*).

JE ne conseillerois pas aux personnes dont la poitrine est serrée & par conséquent foible, de se livrer à l'Amour immédiatement après le repas; la respiration est laborieuse chez ces personnes-là; elle devient encore plus dif-

____

(*a*) *Ubi fames, laborandum non est.* HIPPOCRATE. *Aphor.* XVI. Sect. II. L'estomac influe sur la liqueur prolifique, comme sur toutes celles du corps; mais c'est seulement après la digestion faite, & lorsque le chyle, d'où émanent tous nos fluides, a passé dans les vaisseaux. Si l'estomac fait mal ses fonctions, toutes nos parties s'en ressentent, la tête sur-tout, & la machine se dérange; mais encore une fois, un homme peut mourir d'une indigestion après avoir fait un enfant sain & bien constitué.

ficile lorsque l'eſtomac eſt plein. Ils doivent attendre que le jeu des organes qui
nous font reſpirer, ſoit plus libre &
puiſſe ſe prêter aux mouvemens qu'ils
exécutent toujours avec un peu de peine.

D'HABILES Médecins aſſurent auſſi
que les plaiſirs pris pendant le jour ſont
plus funeſtes que ceux de la nuit ; & il
faut convenir que l'Amour nous épuiſant,
on ne peut mieux réparer les forces que
par le ſommeil & la tranquillité. Mais,
il eſt des hommes qui ont beſoin, comme j'ai déjà dit, de tout ce qui eſt
capable d'allumer leurs deſirs. Un arti-
ſan ne doit pas abandonner ſon travail pour ſe livrer à la volupté, tandis
que ſon corps reſſent les fatigues qui
s'oppoſent au plaiſir ; lorſqu'un peu de
repos aura rétabli les eſprits diſſipés durant le jour, il ſe livrera avec ſuccès
aux careſſes de ſa femme. En effet,

dit VENETTE, l'aurore qui répond au
printemps, paroît plus commode pour
la génération : car après qu'un homme
s'est agréablement diverti avec sa femme, & qu'il s'est un peu endormi après
ses plaisirs, il repare ainsi toutes les
pertes qu'il vient de faire, & guérit les
lassitudes qu'il vient de gagner amou-
reusement. Après cela, il se lève, &
va où ses occupations ordinaires l'appellent, pendant que sa femme demeure
au lit pour conserver le précieux dépôt
qu'il vient de lui confier. C'est ainsi,
continue-t-il, qu'en usent la plupart
des artisans qui se portent si bien, & qui
ont des enfans si bien faits & si robustes :
car après s'être lassés du travail du jour
précédent, ils attendent presque toujours
que l'aurore commence à poindre pour
embrasser leurs femmes. C'est par - là
sans doute qu'ils évitent les incommodités qu'ont les autres hommes, qui

fans faire réflexion à leur fanté, s'abandonnent à toute heure à la violence de
leur paffion. (*a*)

BEAUCOUP de femmes auroient
rarement des marques de l'Amour de
leur époux, fi elles repouffoient fes
careffes durant le jour. Bien différent
d'un artifan, l'homme oifif eft excité
par mille objets qui le frappent & accè-
lèrent l'heure des plaifirs. L'imagination
frappée, il fe hâte de mettre à profit
les defirs qu'elle fait naître, & qui
n'auroient pas affez de chaleur pour
reparoître avec avantage dans une autre
circonftance. Lorfqu'on eft réduit à faifir
ainfi l'occafion, les careffes ne font que
trop fouvent ftériles, & il faut une heu
reufe harmonie entre les époux pour
vivifier leurs plaifirs.

QU'ILS tâchent de l'établir par les

[*a*] *Tableau de l'Amour Conjugal*, 2e. part. chap.
V. art. 1.

moyens indiqués dans ce chapitre ; mais qu'ils ne s'attachent pas trop scrupuleusement à suivre des loix minutieuses sur un objet auquel les loix ne peuvent commander. On a vu des époux se livrer à de profondes réflexions, consulter les astres, la pluie, le beau temps.... Vous eussiez dit, qu'ils agitoient le destin des Empires ; ils employoient, en spéculations, des momens précieux faits pour la jouissance! L'acte le plus délicat de l'Amour n'est point un problême à résoudre & pour lequel il faille consommer un temps utile.

L A nature dès-le commencement du monde a ouvert le grand livre de la réproduction ; tous les êtres vivans y ont lu l'ordre général : CROISSEZ, MULTIPLIEZ. Ces caractères, qui doivent réfléchir sur le cœur de tous les hommes, n'ont pas besoin d'interprétation.... A cette loi sacrée, promulguée par la Nature, les devoirs du citoyen ajoutent encore: *soyez utile à la patrie, laissez-lui des enfans dont les services lui rappellant votre existence, feront bénir votre mémoire.* Dans l'une des Isles Maldives, c'est une coutume très-ancienne, de marquer de certains caractères en forme de nos zéros, les tombeaux de ceux des habitans qui ne se font point distingués dans l'exercice de leur profession. (*a*) Je desirerois qu'on en fît de même à l'égard des hommes qui parmi nous renoncent volontairement au doux nom d'époux & de père, & que sur le tombeau des vrais citoyens, on lût: *ci gît un tel, qui donna des hommes à la patrie.* Quelle épitaphe attendrissante que celle qu'on voyoit autrefois dans le cimetière des Innocens!

[*a*] Cette coutume est établie dans l'Isle nommée *Isle des Limaçons. Journ. Encyclop.* prem. Mars 1762.

Cy gît Jollande Bailly, *qui trépassa l'an 1514, le quatre-vingt huitième an de son âge, le quarante-deuxième de son veuvage, laquelle a vu ou pu voir devant son trépas deux cens quatre-vingt-quinze enfans issus d'elle* (a). Quels droits aura sur la postérité, M. Denise, qui âgé de soixante & treize ans, se trouvoit en 1770 père de cent un, tant enfans que petits enfans & arrière - petits enfans, dont soixante-huit étoient vivans ! (b)

(a) *Essais sur Paris*, de M. de Saintfoix.

(b) M. Denise est Procureur du Roi en l'élection de Lyon, généralité de Rouen, Paroisse de la Feuillée. Les papiers publics ajoutoient (en 1770) que six de ses petites filles étoient enceintes.

Fin de la première Partie.